四川省社科联科研课题

重庆金阳集团热情支持

巴蜀名医遗珍系列丛书

主编 马烈光

陈达夫

中医眼科临床经验

附：中医眼科六经法要

陈达夫 著　罗国芬 整理

中国中医药出版社

·北 京·

图书在版编目（CIP）数据

陈达夫中医眼科临床经验：附中医眼科六经法要 / 陈达夫著；
罗国芬整理 . —北京：中国中医药出版社，2016.10（2020.10重印）
（巴蜀名医遗珍系列丛书）

ISBN 978-7-5132-3627-0

Ⅰ . ①陈⋯　Ⅱ . ①陈⋯　②罗⋯　Ⅲ . ①中医五官科学—眼科
学—临床医学—经验—中国—现代　Ⅳ . ① R276.7

中国版本图书馆 CIP 数据核字（2016）第 222812 号

中国中医药出版社出版

北京经济技术开发区科创十三街 31 号院二区 8 号楼
邮政编码　100176
传真　010 64405750
廊坊市祥丰印刷有限公司印刷
各地新华书店经销

开本 880×1230　1/32　印张 9.5　字数 223 千字
2016 年 10 月第 1 版　2020 年 10 月第 6 次印刷
书号　ISBN 978 - 7 - 5132 - 3627 - 0

定价　49.00 元
网址　www.cptcm.com

如有印装质量问题请与本社出版部调换　（010-64405510）
版权专有　侵权必究

社长热线　010 64405720
购书热线　010 64065415　010 64065413
微信服务号　zgzyycbs

书店网址　csln.net/qksd/
官方微博　http://e.weibo.com/cptcm
淘宝天猫网址　http://zgzyycbs.tmall.com

出版者言

《名医遗珍系列》旨在搜集、整理我国近现代著名中医生前遗留的著述、文稿、讲义、医案、医话等等。这些文献资料，有的早年曾经出版、发表过，但如今已难觅其踪；有的仅存稿本、抄本，从未正式刊印、出版；有的则是家传私藏，未曾面世、公开过，可以说都非常稀有、珍贵。从内容看，有研习经典医籍的心悟、发微，有个人学术思想的总结、阐述，有临证经验的记录、提炼，有遣方用药的心得、体会，篇幅都不是很大，但内容丰富多彩，各具特色，有较高的学术和实用价值，足资今人借鉴与传承。

寻找、搜集这些珍贵文献资料是一个艰难、漫长而又快乐的过程。每当我们经过种种曲折得到想要的资料时，都如获至宝，兴奋不已，尤其感动于这些资料拥有者的无私帮助和大力支持。他们大都是名医之后或其门生弟子，不仅和盘托出，而且主动提供相关素材、背景资料，很多人还亲自参与整理、修订。他们的无私品质和高度责任感，也激励、鞭策我们不畏艰难，更加努力。

有道是"巴蜀自古出名医"。巴蜀大地，山川俊秀，物产丰富独特，文化灿烂悠久，不仅群贤毕集，而且名医大家辈出，代有传人，医书诊籍充栋，分量十足，不愧为"中医之乡，中药之库"。因此，我们特别推出《巴蜀名医遗珍系列丛书》，精心汇集了陈达夫、吴棹仙、李斯炽、熊寥笙等16位现代已故巴蜀名医的珍贵遗著、文稿，以展现巴蜀中医的别样风采。尤其值得一提的是，此次由巴蜀名中医马烈光教授亲任主编，年逾九旬的中医泰斗李克光教授担纲主审，确保了这套丛书的高品质和高水平。另外，还有相当部分的巴蜀名医资料正在搜集整理中，会在近期集中出版。

今后，我们还将陆续推出类似的专辑。真诚希望同道和读者朋友提出意见，提供线索，共同把这套书做成无愧于时代的精品、珍品。

中国中医药出版社

2016 年 8 月 4 日

前言

　　自古以来，以重庆为中心所辖地区称为"巴"，以成都为中心的四川地区称为"蜀"，合称"巴蜀"或"西蜀"。隋代卢思道曾云："西蜀称天府，由来擅沃饶。"巴蜀大地，不仅山川雄险幽秀，江河蜿蜒回绕，物产丰富独特，而且文化灿烂悠久，民风淳朴安适，贤才汇聚如云。现代文学家郭沫若曾谓："文宗自古出西蜀。""天府"巴蜀，不仅孕育出了大批横贯古今、闪耀历史星空的大文豪，如汉之司马相如、扬雄，宋之"三苏"等，也让"一生好入名山游"的李白、杜甫等恋栈不舍。

　　更令人惊叹者，巴山蜀水，不仅群贤毕集，复名医辈出，代有传人。早在《山海经》中已有"神医"巫彭、巫咸，其后，汉之涪翁、郭玉，唐之昝殷、杜光庭，宋之唐慎微、史崧，清之唐宗海、张骥、曾懿等，举不胜举。尤其在近现代，名噪一时的中医学家，如沈绍九、郑钦安、萧龙友、蒲辅周、冉雪峰、熊寥笙、李重人、任应秋、杜自明、李斯炽、吴棹仙等，均出自川渝巴蜀。如此众多出类拔萃的中医前辈名宿，其医德、医术、医学著述、临床经验、学术思想及治学方法，都是生长、开放在巴蜀这块大地上的瑰丽奇葩，为我国中医药事业的发展增添了光辉篇章，是一份十分值得珍惜、借鉴和弘扬的、独具特色的宝贵民族文化遗产和精神财富。

"自古巴蜀出名医"，何也？

首先，巴蜀"君王众庶"历来重视国学。巴蜀地区历史文化厚重，广汉三星堆、成都金沙遗址等，不断有考古学新发现揭示着本地文化的悠久。西汉之文翁教化为巴蜀带来了中原的儒道文化，使巴蜀文化渐渐融入了中华文化之中。而汉之司马相如、扬雄之文风，又深深体现着巴蜀文化的独特性。巴蜀人看重国学，文风颇盛，即使在清末民国之初，传统文化横遭蹂躏时，巴蜀仍能以"国学"之名将其保留。另外，蜀人喜爱易学，宋朝理学家程颐就说"易学在蜀"，体现出易学是巴蜀文化的重要特征。"医易同源"，易学在巴蜀的盛行，使巴蜀中医尤易畅晓医理并发挥之。就这样，巴蜀深厚的文化底蕴为生于斯、长于斯的巴蜀中医营造了一块沃土，提供了丰厚的精神濡养。

其次，巴蜀地区中医药资源得天独厚。四川素有"中药之库"的美称。仅药用植物就有 5000 余种，中药材蕴藏量、道地药材种类、重点药材数量等，均居全国第一位。"工欲善其事，必先利其器"，有了丰富的中药材资源，巴蜀中医就有了充足的"利器"，药物信手拈来，临床疗效卓著，医名自然远扬。

最后，巴蜀名山大川众多，风光旖旎，道学兴盛，道教流派颇多，"仙气"氤氲。鲁迅先生曾谓"中国文化的根柢全在道教"，道学、道教与中华文化的形成有着密切的关系，与中医学更具"血肉联系"。于道而言，史有"十道九医"之说；于中医而言，中医"至道"中有很大部分内容直接源于道，不少名医精通道学，或身为道教中人，典型者如晋代葛洪及唐代孙思邈。巴蜀地区，道缘尤深。且不说汉成帝时，成都严君平著《老子注》和《道德真经指归》，使道家学说系统化，对道学发展影响深远。仅就道教名山而言，"蜀国多仙山"，如四川大邑县鹤鸣山为"道教祖庭"，东汉张道陵于此倡"正一盟威之道"，标志着道教的形成；青城山为道教"第五洞天"，至今前山数十座道教宫观完好保留；

峨眉山为道教"第七洞天"，今仍保留有诸多道教建筑。四川这种极为浓厚的道学氛围，洵为名医成长之深厚底蕴。

自古巴蜀出名医，后人本应承继其学，发扬光大。然而，即使距今尚近的现代巴蜀名医，其学术经验的发掘整理现状堪忧。有的名医经验濒于失传；有的以前虽然发表、出版过，但如今难觅其踪；间或有一些得以整理问世，也多由名医门人弟子完成，呈散在性，难保其全面、系统、完善。如现代已故巴蜀名医中，成都李斯炽、重庆熊寥笙、达县龚益斋、大邑叶心清、内江黄济川、三台宋鹭冰等，这些医家，虽有个人专著行世，但一直缺乏一套丛书将其学验进行系统汇总与整理。

此外，现有的名医经验整理专著，多将其学术思想和临床经验分册出版，较少赅于一书，全面反映名医的学术特点。而有些名医在生前喜手录医悟、医论与医方、医案，因未得出版，遂留赠门人弟子，几经辗转，终濒临失传。如20多年前去世的名医彭宪彰，虽有《叶氏医案存真疏注》一书于1984年出版，但此书仅为几万字的注解性专著，只反映了彭老在温病学方面的学术成就。而他利用业余时间，手录的大量临床验案，至今未得到全面发掘整理，近于湮没无闻，遑论出版面世。痛夫！这些乃巴蜀杏林的巨大损失！

吾从小跟名师学中医，于20世纪60年代末参加医疗卫生工作，70年代在成都中医学院毕业留校从事医、教、研工作至今。在此期间，与许多现代巴蜀名医熟识，常受其耳提面命和谆谆教诲。几十年来，深感老前辈们理用俱佳，心法独到，临床卓有良效，遗留资料内容丰富多彩，具有颇高的学术和应用价值，若不善加搜集整理，汇总出版，则有绝薪之危。有鉴于此，我们早冀系统搜集整理出版一套现代已故巴蜀名医丛书，这也是巴蜀乃至全国中医界盼望已久的大事。适逢中国中医药出版社亦有此意愿，不谋而合，颇为相惜。此套丛书的出版幸蒙年逾九旬的巴蜀中医泰斗李克光教授垂青、担纲主审，并得到了国家中医药管理局、四川省中医药管理局、重庆市中医药管理局、四川省中医药科学院、成都中医药大学等的政策支撑，以及重庆金阳等企业的资金支持。尚得到不少名医之后或其门生弟子主动提供文献资料和相关素材之鼎力相助，更因成功申报为四川省社科课题而顺利完成了已故巴蜀现代名医存世资料的搜集、整理研究工作。对此，实感幸甚，诚拜致谢！

恰逢由科技部、国家中医药管理局等15个部委主办的"第五届中医药现代化国际科技大会"在成都隆重召开及成都中医药大学60年华诞之际，双喜临门，盛事"重庆"，愿以是书为贺，昭显巴蜀中医名家近年来的成果，尤可贻飨同道，不亦快哉！

丛书付梓之际，抚稿窃思，前辈心法得传，于弘扬国医，不无小益，理当欣喜；然仍多名医无继，徒呼奈何！若是丛书克竟告慰先贤，启示后学之功，则多年伏案之苦，亦何如也！

纸牍有尽，余绪不绝，胪陈管见，谨作是叙！并拟小诗以纪之：

巴蜀医名千载扬，济羸获安久擅长；

川渝杏林高寿日，岐黄仁术更辉煌。

丛书主编　马烈光

2016年8月于成都中医药大学

内容提要

陈达夫（1905-1979），四川省西昌人，著名中医眼科学家。出身中医世家，精通中医内、妇、儿、眼等科，尤以眼科独步。他治学严谨，学验俱丰，其学术思想在中医眼科界独树一帜，颇具影响。

本书作为《巴蜀名医遗珍系列丛书》之一，除了重点介绍陈老六经辨证、八廓学说以及内眼结构与六经对应学说等在中医眼科学术上的创新理论和独特见解外，还真实记录、总结了陈老丰富的眼科临床经验。所附陈老的遗著《中医眼科六经法要》，集中代表了陈老的学术思想，被誉为"中医最伟大的眼科著作"，曾荣获国家科技成果奖。

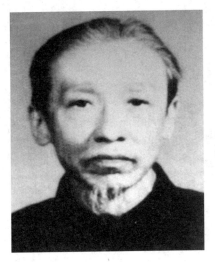

陈达夫像

目录

第一章　中医眼科概述

眼为人体视觉器官，属五官之一。它系五脏六腑的精华所结，内连脏腑，外鉴万物，是人体的重要组成部分，具有独特的功能，但其生理和病理，又与人体脏腑经络密切相关。

第一节　眼的一般概念

一、眼与脏腑经络的关系

眼与五脏六腑有着不可分割的联系，并赖经络为之贯通。五脏六腑的精气，通过经络转输而上注于目，目始能发挥正常的视觉功能。这种论述始于 2200 多年前，《灵枢·大惑论》说："目者，五脏六腑之精也，营卫魂魄之所常营也，神气之所生也。"

1. 肾　《素问·上古天真论》说："肾者主水，受五脏六腑之精而藏之。"认为肾为藏精之所，眼只有受精气的濡养，才能明视万物。如肾精亏虚，五脏六腑之精气不能上注于目，目失濡养，则视觉功能受到影响。

2. 肝　《素问·金匮真言论》说："肝开窍于目。"《灵枢·脉度》说："肝气通于目，肝和则目能辨五色矣。"《素问·五脏生成论》说："人卧血归于肝，肝受血而能视。"眼为肝之窍，肝的气血充沛流畅，则能精明视物。反之，若肝血不足，肝气不和，则目不明、视物昏花，甚至不能见物。

3. 心　心主血脉，又主神明。《素问·五脏生成论》说："心之合，脉也。""诸脉者，皆属于目。"《灵枢·大惑论》说："目者，心之使也。"眼必须靠血脉转输，气血濡养，才能维持视觉功能，而眼之视物又受心的控制。心血不足，视觉就会产生障碍。

4. 肺 目病虽多由肝，而常统于肺。肺在人体内，称为华盖，罩盖脏腑，名曰相傅，以司制节，上结眼目，即为白珠。各路经脉到了眼内，都非通过白睛不可，故眼目的病大多涉及白睛，所以目病常统于肺。

肺主气，而气为血帅，气血并行，充养周身，保证各组织器官的正常功能。《灵枢·决气》说："气脱者，目不明。"认为气虚，则视觉功能也就不能维持。

5. 脾 李杲《兰室秘藏》说："五脏六腑之精气皆禀受于脾，上贯于目。"脾虚则五脏六腑之精气皆不足，不能上输于目，致目失濡养，视物不明。

由于五脏六腑互为表里，具有相互依赖、相互协调和相互制约的关系。因此，眼不仅与五脏有密切的关系，和六腑同样也有着不可分割的联系。《素问·六节藏象论》说："胆、胃、大肠、小肠、三焦、膀胱者，仓廪之本，营之居也，名曰器，能化糟粕，转味而入出者也。"这就说明，六腑受盛水谷，水谷精微由此生化，糟粕亦由此传出，共司出纳、消化、转输等职能，为全身各器官的营养源泉。因此，六腑受病，同样会见证于眼。

6. 眼与经络的关系 华佗《中藏经》说："目形类丸，内有大络者五，心肝脾肺肾各主一络；中络者六，膀胱、大肠、小肠、三焦、胆、包络各主一络；外有旁枝细络，莫知其数，皆悬挂于脑下，达脏腑，通气血。"《灵枢·邪气脏腑病形》说："十二经脉，三百六十五络，其血气皆上于面而走空窍。其精阳气上走于目而为睛。"说明十二经脉都直接或间接与眼部相联系，眼与脏腑的有机联系，全靠经络为之贯通，构成一个有机的、完整的系统。

二、五轮概要

历代眼科书籍均认为，眼为五脏六腑精华所结。《灵枢·大惑论》说："五脏六腑之精气，皆上注于目而为之精。精之窠为眼，骨之精为瞳子，筋之精为黑眼，血之精为络，其窠气之精为白眼，肌肉之精为约束，裹撷筋骨血气之精而与脉并为系，上属于脑。"根据这些论述，我们可以理解为：瞳仁属肾，是肾脏的精华聚积而成；黑睛属肝，是肝脏的精华聚积而成；内外眦属心，是心脏的精华聚积而成；白睛属肺，是肺脏的精华聚积而成，上下睑属脾，是脾脏的精华聚积而成。在《内经》之后，又进一步将这种相属关系归纳为五轮。《医宗金鉴》说："谓之轮者，目睛运动如轮之意也。"五轮理论，就是将眼由外向内分为肉轮、血轮、气轮、风轮和水轮等五个部分，借以说明眼的生理病理机制。现分述如下（图1-1）：

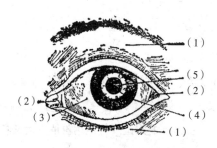

图1-1　五轮图

（1）肉轮；（胞睑）；（2）血轮（两眦）；（3）气轮（白睛）；（4）风轮（黑睛）；（5）水轮（瞳神）

1. 肉轮　指上下眼睑，属脾，脾主肌肉，故称肉轮。为眼之最外部分，分上睑和下睑，司眼的开合，具有保护眼珠的作用。脾胃相表里，又有上睑属脾，下睑属胃之分，所以眼睑疾病常与脾胃有关。

2. 血轮　指内外眦角，属心，心主血，故称血轮。心与小肠相表里，故眦部疾病常与心或小肠有关。

3. 气轮　指白睛（包括球结膜和巩膜），属肺，肺主气，故称气轮。为眼珠外层，其质坚韧，具有保护眼内组织的作用。因与黑睛紧连，故其病变常影响黑睛。肺与大肠相表里，故白睛疾病常与肺或大肠有关。

4. 风轮　指黑睛（角膜），属肝，肝主风，故称风轮。风轮位于白睛前端正中，略呈椭圆形，本无色透明，因外观透见其后黄仁黑褐色，故又称黑睛、乌珠等。肝与胆相表里，故黑睛疾病常与肝胆有关。

5. 水轮　指瞳神（瞳孔），属肾，肾主水，故称水轮。水性本寒，水寒就能成冰，所以又把瞳神叫作冰轮。瞳神晶莹幽深似井，其中有水出入，水为金生，所以又称为金井。瞳神能随光线的强弱而展缩，又是感光产生视觉的主要部位，故一旦发生病变，最易影响视觉。

三、八廓

八廓，是中医眼科中与五轮学说相并列的一种学说，按外眼的部位和脏腑的表里关系，分为水廓、风廓、天廓、地廓、火廓、雷廓、泽廓、山廓，用以作为辨证的工具之一。但由于历代各家对八廓论说纷纭、见解各异，而在八廓的定位及其使用价值方面又各执己见，因而很少使用。

巴蜀名医遗珍系列丛书

第二节 眼病的病因病机概要

眼病的发生，与人体其他疾病一样，是人与自然之间、人体脏腑经络之间相对平衡遭到破坏的结果，是正与邪斗争的反映。

宇宙万物都不是静止的，平衡之间的关系也是这样。在正常情况下，它们能相互适应，保持相对的平衡状态，人体气血调和，百脉流畅，眼睛就能发挥正常的功能。一旦某些因素使这种相对平衡遭到破坏，就可能引起眼病。中医称致病因素为"邪"，人体抗病能力为"正"，致病因素是眼病发生的条件，而人体正气是根本，只有当人体正气不足以抵御外邪，或邪气侵袭人体的力量超越人体正气时，才能发病。故古人有"正气存内，邪不可干"，"邪之所凑，其气必虚"之说。以上这些看法，初略地体现了辩证法的思想。因此，对眼病发生的认识，不可孤立地强调其中某一方面。

一、六淫

六淫，即风、寒、暑、湿、燥、火六气，在正常情况下并不致病；但太过、不及或非时而至时，就成了致病的邪气，为眼病的常见原因之一。

1. 风 属阳邪。《素问·风论》说："风者，百病之长也。""风者，善行而数变。"说明风邪致病具有范围广、变化多的特点，六淫中风邪被列为首位，为多种眼病的重要致病原因。如眼痒、沙涩、流泪、恶风、斜视、震颤、掣动等，均属风邪致病。

2. 火 属阳邪。与暑热同性，而无明显季节性，火与热只是程度上的不同，热为火之渐，火为热之极。六淫之气皆易化火，而致眼病。凡眼红、肿、焮痛，均属于火。此外，易出血、泪热、眵多而浓稠者，亦属于火。

3. 燥 属阳邪。燥邪致病，易伤津液，常表现眼干涩、眵结、目红赤、口鼻干燥、唇焦、干咳等。

4. 暑 属阳邪。多在夏季致病。暑为热邪，故有热证表现，易耗气伤津，且多夹湿，临床上常与全身感暑证候并见。

5. 湿 属阴邪。其性重着而黏腻，易滞留人体，病程缠绵，迁延难愈。湿邪致病，常有糜烂流水、胶黏结痂、眼睑重坠难睁、眼中红赤溃烂反复难愈、水肿、积液、渗出等。

6. 寒 属阴邪。寒邪致病，常现气血凝滞，血丝淡红而不生眵等。寒邪易伤人阳气，故病人常兼现畏寒、四肢不温、精神困乏、大便清稀、小便清长等症状。

二、机体内部脏腑功能失调

脏腑经络的偏盛偏衰，或其功能紊乱，常可导致眼病的发生。引起脏腑经络失调的原因，概括起来有下列几种：

1. 饮食不节 嗜食辛辣炙煿、油腻厚味之品及烟酒等，可以生热、生湿、生痰；饮食不足，营养不良，或过食生冷，脾胃阳气虚衰等均可导致眼病。

2. 情志失调 人的精神面貌、思想状态对疾病的发生发展有很大的影响，古代中医学比较强调七情致病。七情即指喜、怒、忧、思、悲、恐、惊七种情绪。情志的过度兴奋或抑制，就可引起人体的阴阳失调，气血不和，经络阻滞，五脏六腑功能紊乱而发病。

3. 劳倦过度 竭视劳瞻，或使用视力不当，或房室过度等，均可导致精气耗损，发生眼病。

三、其他

如外伤，包括异物入目、跌仆、钝器伤、锐器伤、爆炸伤，及热、火、电击、射线、化学物质等所致的眼部组织损伤。

此外，先天不足或发育不全；衰老之年，肝肾精血不足；或其他疾病影响脏腑的精气不能上注于目等，也可导致眼视不明。

第三节　眼病的辨证施治原则

辨证施治是中医的精髓所在，中医的独特理论在临床实践中是通过辨证施治来体现的。所谓辨证，就是运用四诊（望、闻、问、切）全面了解病人所出现的证候（症状和体征）。结合眼科的特殊情况，望诊的重点是五轮八廓的现症，然后通过对证候进行分析，弄清疾病发生的原因、部位、性质及其发展趋势，从而掌握疾病的实质。所谓施治，就是根据对疾病本质的认识，结合病人所处的环境及其个体的特点，选用适当的治疗方法。

中医所指的证，与西医所指的病，不能画等号，同一疾病可出现两个或两个以上的证，而一种证又可出现在多种病中。因此，中医治病就出现了"同病异治"和"异病同治"等情况。

一、眼科常用的辨证方法有下列几种

1. 八纲辨证　八纲，即寒热、虚实、表里、阴阳。八纲辨证，就是根据各种眼病的性质及部位、病人体质的虚实、邪气的盛衰等情况，进行综合分析，得出属阴属阳的结论，找到疾病实质的一种辨证方法。八

纲辨证是中医学判断疾病最基本的纲领，也是中医学理论体系的重要组成部分，应用范围相当广泛。

例如急性结膜炎，病人自觉眼刺痒涩痛、畏光、流泪、灼热、白睛发红、有大量胶黏的分泌物，甚至眼睑红肿。按八纲辨证，白睛发红病位表浅，故属表；病势急骤，为毒邪炽盛，故属实；而红肿、灼热、疼痛及分泌物胶黏则属热。因此，得出本病应属表、属实、属热，自然亦属阳证。

2. 病因辨证 病因辨证，是根据不同的病因在眼部的不同表现进行推理，即是辨证求因、审因论治的一种诊断疾病的方法。

如急性结膜炎，以病因辨证来分析，流泪、痒涩系风邪为患；红赤肿痛灼热，分泌物胶黏，又属火邪为患；其传染性强，属毒邪疠气。因此，综合起来，即可诊断为风火毒邪致病。

3. 脏腑辨证 根据眼病所出现的各种证候，按照各脏腑的生理、病理特点，以及脏腑与眼的五轮八廓相属关系，结合八纲辨证、病因辨证等进行分析、归纳，用以指导临床治疗。

例如睑缘炎，病位在胞睑边缘，主症为局部刺痒、干涩、灼痛，睑缘常发透明细小水疱、擦破后则红赤糜烂、胶黏结痂等。以脏腑辨证，胞睑属脾，而脾胃互为表里，局部表现红赤干涩、灼痛、水疱、糜烂、胶黏，均为湿热蕴积之象，发痒则为有风之症。因此，综合起来，即可判断为脾胃湿热蕴积，复受风邪而发病。

4. 六经辨证 六经，即太阳经、阳明经、少阳经、太阴经、少阴经、厥阴经。前三者称为三阳经，后三者称为三阴经，是中医学最早的一种辨证方法。作者将它创造性地应用于眼科疾病的辨证施治，经临床实践，效果甚好。它是以六经为纲，贯穿传统眼科五轮八廓的病理变

巴蜀名医遗珍系列丛书

化，对眼科诸证进行辨证施治的一种辨证方法。

5. 卫气营血辨证 卫气营血辨证，是温病的辨证方法，用以分析疾病由浅及深、由轻及重四个阶段的病理变化，证候特点和施治法则，可以作为某些眼病的辅助辨证方法。

如巩膜炎，症见白睛有暗红色结节隆起、病程缠绵，或兼见苔白脘闷、脉濡缓等。为湿热郁遏白睛，热为湿阻，病在卫气，湿重于热。治宜宣化湿热，以三仁汤主之。

以上各种辨证方法，临床上只有结合起来运用，综合分析，才能得出正确的诊断。

二、眼病的治疗概要

眼病虽是局部疾病，但与整体有着密切联系，所以治疗必须局部与整体相结合。几千年来，人民大众在与眼科疾病作斗争中，不断进行总结，积累了丰富的经验，在治疗学方面形成了内治法和外治法两大法则。内治法，即内服药物；外治法，包括点药、熏洗、熨法、敷法、手术等。现在着重介绍常用内治方法，而外治方法从简。

（一）内治法

《审视瑶函》说："用药如用兵，补泻寒热之间，安危生死之所系也。大抵燥赤者清凉之，炎秘者寒凉之，阴虚者滋补之，脱阳者温热之。然热药乃回阳之法，寒药乃救火之方，皆非可以常用者。而寒热补泻之间，又宜量人禀受之厚薄、年力之盛衰、受病之轻重、年月之远近，勿使太过不及，当于意中消息之。"作者认为，大凡眼科用药，实不可偏寒、偏热、偏补、偏泻，必须辨明病理，随证施治，获得满意的效果。常用的眼病内治法则，有以下几种：

1. 疏风清热法　适用于风热侵袭所引起的眼病。风热致病具有范围广、变化多的特点，为多种眼病的致病因素。风邪常与其他外邪结合为病，最常见者是与热相结合，即为风热。风为阳邪，本身亦易化热，风热眼病，眼部常有红肿痒痛、泪热羞明、分泌物胶黏，或伴有恶风、发热、头痛、脉数等全身症状。《素问·至真要大论》说："客者除之。"即有外邪侵袭，以药物祛除之。此风热为患，则以疏风清热除之。疏风则风证解，清热则热证除。

选方，如银翘散之类加减。方中用银花、连翘清热解毒；芦根、桔梗、竹叶、甘草清热；牛蒡子、芥穗、薄荷、淡豆豉疏风散热。此外，可选加桑叶、菊花、蔓荆子、蝉蜕、白蒺藜、夏枯草等，以增强疏风散热的作用。

疏风清热法，可用于麦粒肿、急性泪囊炎初期、急性结膜炎、睑缘炎等。

2. 泻火解毒法　凡能清热的方法，大多能泻火。本法适用于火热壅盛，郁结眼部所显之症，如针眼重症、黑睛溃陷生翳（角膜溃疡）等。火毒所显证候，常见眼睑红肿焮痛、白睛红赤特甚、泪热如汤、畏光难睁、头目剧痛，甚至黑睛溃烂、瞳神缩小、黄膜上冲等，全身可兼见口干、便结、尿黄、苔黄、脉数等。治宜泻火解毒，如兼见烦躁不宁、大便秘结者，可兼用泻下法则以引火下行。根据火毒的不同程度、性质、现症的部位不同，又分为泻肝火、泻心火、泻肺火等治法，临证时应加以区别。泻肝火，用龙胆泻肝汤，适用于肝胆实火所致多种眼病，如角膜溃疡、急性虹膜睫状体炎等。方中用龙胆草、黄芩、栀子、柴胡泻肝胆实火而解毒；前仁（车前子）、泽泻、木通清热引热下行；生地、当归清热凉血活血；甘草辅助清热解毒。根据实际情况，可加蒲公英、大青叶、板蓝根、黄连、紫花地丁、败酱草之类，以加强清热解毒的作用。如系火毒深入营血，引起血灌瞳神、黄膜上冲等，可选加犀角、丹皮、赤芍等清热凉血之品。泻心火，用三黄泻心汤、导赤散之类；泻肺清热，用泻白散等。

3. 养阴清热法与清热除湿法

（1）养阴清热法：养阴具有补阴、增液、润燥的作用。中医所指的阴，包括津、液、精、血等有形物质，为濡养机体的物质基础。养阴清热，适用于眼病患者有阴虚诸证而热邪又未尽除者。常见为眼病红痛不剧，时愈时发，或黑睛生翳，抱轮红赤不重，病程长久，或年老体衰，阴虚有热，上犯睛珠而为圆翳内障者。全身尚可兼见头昏耳鸣，舌红少苔，脉细而数等。

临床上如浅层角膜炎、角膜溃疡、角膜实质炎、巩膜炎、老年性白内障等证候属以上所述类型者，即可使用养阴清热法。常用甘露饮，方中用天冬、麦冬、生地、石斛养阴生津清热；黄芩、茵陈清热除湿；枇杷叶、枳壳降逆利气；甘草助清热。如阴虚而热证较盛时，可去熟地；湿浊重者，加土茯苓，以清热解毒。久治不愈的黑睛溃损诸证，选加杀虫药物，如芜荑、芦荟、鹤虱、百部等。

（2）清热除湿法：适用于湿热郁遏所致的眼病。其病变特点为起病缓慢，病势缠绵，迁延难愈，局部表现如目红赤胀痛，眵泪黏腻，或白睛有暗红色结节隆起，黑睛混浊，溃烂秽浊，或为虫蚀，黄膜上冲，视网膜水肿，渗出污秽，或兼胸脘痞闷，舌苔黄白而腻，脉濡等全身症状。选方如三仁汤。方中用苡仁、滑石、通草清热利湿，分消湿热使之从小便出；杏仁、竹叶以助清热；蔻仁、法夏、厚朴以助除湿。如白睛红赤较甚者，选加丹皮、赤芍、丹参清热凉血活血之品；热重者，选加黄芩、龙胆草、栀子等清热燥湿；湿特甚者，可加制川乌。又如麻杏薏苡甘草汤，用于外感风邪，脾为湿困之黄斑区水肿。方中用麻黄、杏仁宣肺气以祛风；薏苡仁、甘草健脾胃以化湿。

4. 滋养肝肾法 《素问·三部九候论》说"虚则补之"，即属虚证者用补法。虚证又分气虚、血虚、阴虚、阳虚等，故补法则有补气、补血、补阴、补阳之别。滋养肝肾，是用于肝肾阴虚所致的眼病，肝开窍于目，肝藏血，肝受血而能视，肝气通于目，肝和目才能明辨五色；肾藏五脏六腑之精，而五脏六腑之精上注于目，才能产生视力，可见肝肾与眼的关系相当密切。很多内障眼病，眼外观正常，仅视物朦胧或烟雾所罩，视物有异色、闪掣感，视物变形、夜盲或眼前似蚊蝇飞舞等，皆属肝肾耗伤，精血不能上荣所致，故滋补肝肾为内障眼病常用之法。但此类眼病亦常出现虚实相兼，临证时应详细辨别。作者常用的驻景丸加减方，为滋养肝肾的代表方。方中用楮实子、菟丝子、枸杞子、五味子、紫河车粉滋补肝肾，益精明目；茺蔚子、车前子助之；木瓜疏达肝经气机；生三七补血活血。本方的功用是调肝补肾，大补真元。调肝之药，是取其能舒能敛；滋肾之品，是取其平淡收攻，培元用紫河车粉，再加寒水石以制之，则不惧其阴虚火旺之弊。本方在内眼病中变化很多，读者可留心辨别。

5. 平肝息风法 是针对肝风内动而设的一种治疗方法。肝风内动的机理，有肝阳偏亢、肝风上扰、热盛生风、阴虚风动、外风引动内风等，故在治法上有镇肝息风、凉肝息风、滋阴息风和祛风解痉之分，临证时应区别运用。这里所指，系肝热生风所致眼病的治疗方法。肝胆互为表里，胆病多实，肝病及胆，肝胆实火上扰目窍，或肝阳上亢等，致使神水瘀滞而出现白睛红赤、目胀头痛、眩晕恶心、瞳仁散大的绿风内障（青光眼），即属于此种类型，用方如息风汤。方中用羚羊角、菊花、僵蚕平肝息风；牛黄、赤芍、紫草、玄参清热凉血活血；麝香、细辛开窍；桔梗清利头目，载药上行；川芎行气。

6. 理血法 是畅通血液，消散瘀血以及止血的一种治疗方法。现在眼科常用的治法分为以下两种方法：

（1）止血法：用于治疗各种原因所致的眼内出血证，如前房积血、眼底出血、玻璃体积血等。针对不同的情况，可分为凉血止血、祛瘀止血、补气止血等。而眼科根据证情联合使用者居多，如生蒲黄汤，方中用生蒲黄、丹参、丹皮凉血止血活血；生地、旱莲草、荆芥炭清热凉血止血；郁金、川芎行气活血。若眼内出血的颜色鲜红、或有口咽干燥、舌红、苔黄、脉数者，为热偏重，可选加清热凉血药，如玄参、白茅根、侧柏叶、茜草炭等。如眼内出血的颜色淡红、或兼见面色萎黄、舌淡苔白、脉沉细等，则为气虚之象，可选加补气摄血药物，如人参、党参、黄芪之类。

（2）活血祛瘀法：是祛除瘀血，流通血脉的方法。适用于眼内出血静止后，瘀血停滞眼内者。气血关系密切，气为血帅，血为气母，气行血行，气滞血瘀，故在活血祛瘀方中，必须有一定的行气药物。又祛邪不忘扶正，故在活血方中，常辅以补血之品。反之，在止血方中又常辅以祛瘀药物，以防瘀塞之患。常用活血祛瘀方，如桃红四物汤、血府逐瘀汤、通血丸、通窍活血汤等。以桃红四物汤为例，方中用红花、桃仁活血化瘀；生地、赤芍凉血活血；川芎行血中之气而活血；当归养血活血。瘀滞时间较短者，可选加生三七、丹参、郁金、牛膝等，以加强活血祛瘀之效。若瘀滞日久或瘀滞多而浓厚者，可酌加破血药，如五灵脂、三棱、莪术、花蕊石、刘寄奴等。如瘀块陈旧已机化或兼形体衰弱者，可用驻景丸加减方，酌加活血祛瘀药以扶正祛邪，再加软坚散结药如海藻、昆布、鸡内金、炒谷芽、炒麦芽等以软化瘢痕。

7. 明目退翳法　是针对星点翳膜所致视力损害而设的治疗法则。其方药组成一般分为两部分，一组为平肝清热药，一组为明目退翳药，而两者又不能截然分开，大部分明目退翳药都具有平肝清热之效。例如，常用的石决明散加减方，方中用石决明、草决明、青葙子、木贼以平肝清热退翳；栀子、赤芍、麦冬加强清热之力；荆芥、蝉蜕、乌贼骨加强祛风明目退翳之功。临证时，若外邪未尽，当酌加祛邪药物；久病正虚者，酌加扶正药物。一般新患翳薄者易治，久病翳厚者难疗。

（二）外治法

外治法，是指直接作用于眼部的治疗方法。

1. 点药　是将药粉如涩化丹、珍珠散，药膏如光明眼膏，药水如黄连西瓜霜等点于眼内，以治疗外障眼病。

2. 敷法　即在眼外施行热敷、冷敷、药物敷等。热敷多用湿热敷，可行气、活血、止痛、消肿、散寒等。冷敷可除热、定痛、止血等。药物敷是用鲜药捣烂外敷，如芙蓉花叶、蒲公英等，可清热解毒，消肿止痛。

3. 熏洗法　将药物煎水，用其热气熏病眼，或经过滤后洗病眼，如用蒲公英、桑叶、菊花、千里光之类，具有祛风清热、解毒消肿，用于眵泪胶黏之外障眼病；亦可将药液置入洗眼杯或洗眼壶中使用。

4. 熨法　布包炒热的食盐或葱白、艾叶、吴茱萸等，待其温度适宜时，熨于眼部患处或太阳、百会等穴，具有宣通气血，散寒解凝的作用，适用于阴寒内盛的眼病。

5. 手术　中医传统的钩割法、劆洗法、拨法等，目前已极少使用，故从略。

唯金针拨障法，通过中西医结合，对手术器械和手术方法进行改进，已被肯定为一种方法简单、疗效可靠的手术，适用于治疗老年性白内障。

第二章 发展中医眼科理论

作者从事中医眼科临床工作五十余年，积累了丰富的学术经验。在眼科理论上，提出了独特见解，突破历代中医眼科以证命名立论的格局，强调人体的整体性，在祖传眼科的基础上，经过长期潜心钻研和实践探索，将伤寒六经辨证与眼病具体特点相结合，提出了眼科六经辨证的理论和方法。一方面将散漫纷纭的各种眼病，悉归于六经的节制之下，示人以提纲挈领之法；另一方面以六经统率眼科五轮、八廓，结合内科八纲、脏腑、气血等辨证方法，熔局部辨证与全身辨证于一炉，增强了眼科辨证的整体性和灵活性，从而达到执简驭繁之目的。对于历代医家争论较大的八廓学说，则提出了独特的见解，给予了肯定的评价。以临床实践为主要依据，兼采各家之长，按八廓在白睛上四正、四隅八个方位，重新给予定位，将八廓纳入六经证中，使六经、脏腑与五轮八廓有机地连接在一起，构成一个完整的体系。

第一节 六经辨证在眼科的运用

六经辨证法创始于后汉张仲景，载于《伤寒论》一书中。该书用以辨别外感病和杂病，曾在中医学的发展上产生巨大的影响。六经辨证是中医学最早而又最完善的一种辨证方法，具有完整谨严的理法方药，任凭疾病千变万化，在六经辨证纲领统率下，不仅包罗万象，而且能执简驭繁。

六经，即太阳经、阳明经、少阳经、太阴经、少阴经、厥阴经。在生理方面，六经内联脏腑，外络四肢百骸，五官九窍，肌肉皮毛，是五脏六腑交通之道，气血运行之路，能沟通机体内外、上下，使人体构成一个有机整体，从而保持正常的生命活动。在病理方面，外来病邪可以通过经络由表传里，由上传下，并将脏腑的病变反应到相应的体表、肢节等部位。脏腑病变相互影响，也通过经络起作用。将六经应用于诊断方面，是张仲景在《素问·热论》六经分证的启示下，积累前人经验，加以充实和发展而来。其特点以阴阳为纲，贯穿表里、寒热、虚实六辨，综合分析，揭示疾病的发生、发展和变化规律，制定相应的治疗法则。

作者运用六经辨证为纲领探讨眼科疾病，是中医眼科学领域中的一项创新。广集中医眼科、内科的精粹，结合自己丰富的临床经验，融汇贯通，著成《中医眼科六经法要》一书，并用以指导眼科临床，取得良好的效果。其优点是认证不拘泥前代有无病名，重在辨明病理，强调机体的整体性，重点抓住疾病的表里虚实，全面分析，随证施治，具有删繁就简，揭示眼病本质的长处。临证之时，不会因前代没有病名而手足无措，认证思路才会宽广。

一、六经辨证应用于眼科的理论依据

《灵枢·邪气脏腑病形》说："十二经脉，三百六十五络，其血气皆上于面而走空窍，其精阳气上走于目而为睛。"说明眼与经脉有着密切的关系。眼目的形成，是依赖十二经脉运送之精气灌注的结果。《灵枢·经脉》说："大肠手阳明之脉，是主津液所生病者，目黄、口干。""膀胱足太阳之脉，是动则冲头痛，目似脱。""胆足少阳之脉，是骨所生之病者，头痛、额痛、目锐眦痛。"说明经络所生之病，几乎都与眼目有关。《灵枢·论疾诊尺》说："诊目病，赤脉从上下者，太阳病；从下上者，阳明病；从外走内者，少阳病。"《东垣十书》说："青白翳见于大眦，乃是太阳少阳经中郁遏。""发热恶寒而渴，但目赤者，病脏也，手太阴肺不足，不能管理阳气也。"张从正《儒门事亲》又引《内经》说："目之内眦，太阳经之所起，血多气少；目之锐眦，少阳经也，血少气多；目之上纲，太阳也，亦血多气少；目之下纲，阳明经也，血气俱多……故血太过者，太阳阳明之实也，血不及者，厥阴之虚也。"《医宗金鉴》亦指出："外邪乘虚而入，入项属太阳，入面属阳明，入颊属少阳，各随其经之系上头入脑中而为患目焉。"由此看来，前代医家均认为目病与六经有关，并用以诊断目病。但他们对目病的认识尚不全面、深刻，没有全面地进行阐述。

人体十二条经脉，都直接或间接地与眼连接。如足阳明胃经，起眼下（承泣穴）；足太阳膀胱经，起于目内眦（睛明穴）；足少阳胆经，起于目外眦（瞳子髎穴）。汇集于眼或附近的经脉有：手阳明大肠经，夹鼻孔至迎香；手少阴心经，系目系；手少阳三焦经，其支者，出耳上角（外眦附近）。经过眼与眼附近的经脉有：手太阳小肠经，过目外眦入耳中，分支至目内眦；足厥阴肝经，循喉咙过目系，出于额与督脉会于颠顶。一般来说，三阴经脉不上头，只有足厥阴肝脉上过目系，与督脉会颠顶，这是指大经脉而言，而五脏六腑的细微经络都上通于目，故《灵枢》说："五脏六腑之精气，皆上注于目而为之精也。"华佗《中藏经》说："目形类丸，内有大络者五，心、肝、脾、肺、肾各主一络；中络者六，膀胱、大肠、小肠、三焦、胆、包络各主一络；外有旁枝细络，莫知其数，皆悬结于脑下，达脏腑，通气血。"由此可知，目者五脏六腑之精华，而经络者实为五脏六腑的道路，没有经络交通，则五脏六腑之精华不能到达眼上。因此，眼病按六经辨证，是完全有理论根据的。

二、眼科六经辨证法的特点

眼科六经辨证法的特点，概括起来是以六经为纲，按《伤寒论》六经分证命名，以脏腑辨证为基础，以八纲贯彻其始终的一种辨证方法。通过辨证以求因，然后审因而论治。故六经辨证，实际上是以六经为纲，综合了脏腑辨证、病因辨证、八纲辨证，来探讨眼病的一种比较系统而又完整的辨证论治方法。

（一）眼病的分证命名

历代医籍对眼病的论述，都是以证命名，如《龙木论》《古今医统》《医宗金鉴》等，将眼病分为72证，即内障24证，外障48证。《医宗金鉴》除肯定72证外，又在补遗中增加10症；《银海精微》也称述72症，而实际所列名目则是80多症；《审视瑶函》说："上古言72症则失之简，是函摘要删繁定为108症。"《证治准绳》所列193症名；危亦林《世医得效方》列内障23症，外障45症，合计68症；《目经大成》亦分列为81症，外列似因非因8症，共89。这种目病命名法较为繁杂，而又不能包括所有目病，随证处方亦不灵活。有鉴于此，作者按六经命名，即太阳目病、阳明目病、少阳目病、太阴目病、少阴目病、厥阴目病。再于目病的千变万化中，贯彻以病因、病位、病势等，进一步明确疾病性质。例如，太阳目病，病因为感受寒邪，即断为太阳伤寒。如其病位在表，病势属实，则它的病名应命为太阳表实目病。根据病位，还可以分出手、足经脉，并冠以内连脏腑的名称，如足少阳胆虚目病、手少阴心经里热实证等。实际上，诊断本身就突出了辨证要点，一旦诊断确立，用方遣药就不困难了。

（二）辨证纲要

1. 以眼科的六经病形为纲

太阳经目病：凡目暴病，白珠红赤，大眦内血丝较粗，或从上而下者特甚，鼻鸣或不鸣，脉浮，微恶风，或巅顶脑项痛，或半边头肿痛，太阳伤风也。法当温散，宜桂枝汤。设风轮起翳而有兼证者，则当随经兼治之。

阳明经目病：气轮血丝满布，乾廓、坤廓尤多，羞明、流泪、额前痛、目眶痛者，病在阳明。阳明应恶热，今病人反恶风寒，项背强，微有汗者，风伤阳明之表，宜桂枝加葛根汤。

少阳目病：两额角或太阳穴胀痛，或口苦咽干，目赤羞明，锐眦兑廓血丝较甚，脉弦细或沉紧者，少阳伤寒也；若系中风，则两耳气闭、胸胁不快，宜小柴胡汤。

太阴目病：头痛如压，肉轮浮肿而软，气轮血丝细碎，或乾坤二廓血丝较多，四肢烦疼者，宜桂枝汤。

少阴目病：头痛如锥，或表或里都能如此。如患者突然目赤，坎离二廓血丝较多，不畏光，无眵，而头痛如锥，就是少阴表虚伤风，宜桂枝加附子汤。若目不全赤，坎离二廓仅血丝一二缕，则属于虚，治不同法。

厥阴经目病：厥阴风证，头如斧劈，虚与寒痛，仅在巅顶。若病人有此头痛，而风轮随起灰白色翳膜、白珠红赤梗痛、手足时冷复热者，宜当归四逆汤。

这样提纲明确，任随病证变化万千，都可明辨出它应属哪一经病，经证既定，就可随其主症循经入里，随其兼症旁及他经，仔细推求病理，得出正确判断。

2. 以脏腑辨证为基础 脏腑与六经关系十分密切，六经各分为手、足二经，实际上为十二经。十二经与相应脏腑相属，脏与腑之间，脏腑与机体各部组织的联系，都是通过经络来完成的，使人体构成一个完整的整体。六经证候的产生，是脏腑经络病理变化的反应。因此，六经辨证不能脱离这些有机的联系。在脏腑辨证的基础上，突出六经辨证，其优点在于举经可以概括脏腑，举脏腑则不能包括六经。例如说心，专是指的心就没有包括经络，如果说手少阴，则经络和心脏都包括了。因此，举经既可以说明经脉所属脏腑与眼病的关系，又可说明经脉循行经络及其精气通达与否同眼病发生的关系。经络上的病证，既反应了眼睛的病变，也反应了脏腑内部的病变。经络是局部与整体的桥梁，六经辨证既可抓住局部病变，又可明辨整体病机，使局部与整体有机的结合起来，达到标本同治的目的，这正是中医学的独到之处。

3. 以八纲辨证贯穿始终 八纲，即阴阳、表里、寒热、虚实。用以表示发病的原因、病位、性质、病势，从而揭示疾病发生、发展、变化的规律，是中医学判断疾病最基本的纲领。作者将八纲辨证贯穿于整个六经辨证之中。就总体来说，三阳主表，三阴主里。而三阳之中太阳为表，阳明为里，少阳为半表半里。三阳证多属实，三阴证多属虚。三阳证多属热，三阴证多属寒。具体到各经病证亦是如此。例如，太阴病，先当明确足太阴是阴气至极之经；在应天的本标上，是以湿为本，以阴为标，在五脏所属上，手太阴是属肺，肺主皮毛；足太阴属脾，又主肌肉。然而，本经是否就无表证呢？不是的，本经还是会有表证。因此，张仲景说："太阴病，脉浮者（病在肌腠），可发汗（发肌腠中的汗），宜桂枝汤。"这是太阴表虚而受病邪者，治宜使邪从肌腠当中外托而出。作为眼科又当如何来辨呢？《中医眼科六经法要·太阴目病举要》

中指出："太阴表虚伤风，桂枝汤主之。"辨证要点：头痛如压，肉轮浮肿而软，气轮血丝细碎，或乾坤二廓血丝较多，四肢烦疼。盖因太阴本湿，土湿不宣，则清阳不达，故头重痛如物压。脾主四肢，四肢烦疼，则为病在太阴的证据。肉轮属脾，肉轮浮肿而软，是伤风无热之象；气轮属肺，气轮血丝细碎者，一则目病肺统，再则肺脏也是太阴。而乾坤二廓主肠胃，属阳明，阳明与太阴为表里，故亦归太阴病旁及他经者。综上所述，应视为风与太阴本湿相搏而现之表证，故判断为太阴表虚伤风，宜用桂枝汤治之。辨证要点：肉轮浮肿而硬，气轮血丝细碎而赤，眵多，或乾坤二廓血丝较甚，四肢烦疼。此证是太阴中了风寒，风郁不达，而化热的表实现象与外来的热风直中不同，所以用桂枝解表，略加大黄以泻热，开表清里，有釜底抽薪的意思。如风热直中手太阴而成的表实现象者，又当用桑菊饮或银翘散去豆豉而主之。其辨证要点为：气轮血丝满布，梗痛羞明，睑硬泪热，眵稠而多，涕稠而黄。又说：太阴里虚，附子理中汤主之。辨证要点：气轮色蓝，风轮外表无光，面白不泽，眼胞浮软。盖因足太阴脾喜燥而恶湿，脾湿过甚则健运失职，气不到眼，故眼胞浮软；血不荣面，故面白不泽。至于风轮外表无光者，是脾土病，而肝木失其培植。气轮色蓝者，是脾土病，而肺金无从养长的关系。所以，宜用附子理中汤以理中土，培土即可植木，补土即可以生金。又说：太阴里实，用三仁汤加制川乌。辨证要点：气轮血络膨胀暴露，状况有似寻常红赤，但以手试推胞睑，血丝不会移动，疼痛羞明。其病在巩膜，西医称为巩膜炎，系风湿中于手太阴经，属有余，宜用三仁汤加制川乌方以除湿祛风。若兼证现有阴虚内热之象者，则为素质阴虚，中湿化热，宜用甘露饮，以养阴而清湿热。以上仅举一经之表里虚实概况，即可说明八纲辨证在六经病形中是贯彻始终的。

4. 辨证求因，审因论治，有利于临证制变　辨证的目的，就是在推求病因，探讨病机。六经辨证，就是通过对六经证的辨别来推病因。不同的病因，有不同的证候。同样，不同的证候，也反映出不同的病因。而且同样的病因，由于受病部位的不同，所表现的症状各异，治法自然亦各不相同。例如，风热致病，伤于阳明经，则出现畏光、鼻干、眵干、舌苔白厚，脉洪数，每日辰时额前剧痛，过时则额痛复减。其病机系由热邪闭郁目中玄府，则畏光；胃热伤及肺脾，则鼻干、眵干；阳明里热，则舌苔白厚如积粉，脉洪数；热极生风，阻碍了营卫在胃上的交会，所以每日辰时额前剧痛，过时则额痛复减。用白虎汤泻阳明经气分之热，加白附子祛内扰之风邪。风热伤于少阳经，则出现胞肿难开，眵多而稀，泪如淡血。其病机系因少阳位于半表半里，风热过甚能伤太阴，故胞肿难开。外则太阳阳明，故有手太阳眵多而稀的症状。少阳火热太过，上逼厥阴络血妄行，则泪如淡血。故用小柴胡汤减去半夏、姜枣辛燥甘温之药，枢转邪热外达；加薄荷、白芍、防风，以平肝祛风。风热伤于太阴经，则出现血丝满布，梗痛羞明，睑硬泪热，眵稠而多，涕稠而黄。一派太阴表实症状，治当用桑菊饮或银翘散去豆豉，以清热解表。由此可以看出，同样的病因，在不同的经就有不同的证，有不同的证就有不同的治法。将病因辨证纳入六经辨证之中，有利于临证制变。

5. 用六经传变来说明眼病的变化　用六经传变来说明眼病的变化，不仅可以阐明眼睛局部的病变，而且可以阐明整个机体的变化，从而认识疾病的全貌。此点是与眼科各家学说不同之处。

眼病的发展变化过程，与其他各科疾病一样，是与邪气之强弱、正气之盛衰有密切关系。其传变方式略举如下：

（1）循经传：按六经的次序相传，太阳→阳明→少阳→太阴→少阴→厥阴。但是每种疾病传经与否，是决定于受邪深浅、病体强弱和治疗当否三个方面。如邪气盛，正气虚，则发生传变；正气盛，邪气衰，病就转愈。三阳经病，多从表传里；三阴经病，多由实转虚。如太阳目病，伤风或伤寒，本伤寒治法不瘥，两睑反硬痛红肿，结眵干黄者，宜桂枝二越婢一汤。此即太阳先伤风寒，而后化热，传至阳明，故用越婢汤之石膏清胃热。

（2）越经传：是指不按正常循经的次序，隔一经或二经相传。如本太阳伤风证，服桂枝汤不解，血轮反加赤痛，小便黄，大便结，心下痞，眵干而硬者，予以大黄黄连泻心汤。此即太阳邪热内陷，即既循经而传阳明胃腑，更越经而传手少阴心经，热邪袭留胃腑，故有心下痞、大便结、眵干而硬等热结现象。太阳病的热邪内袭心经，故有血轮赤痛。心热移于小肠，能引起小便色黄。

（3）直中：有些眼病，病邪不从阳经传入，起病就出现三阴的症状，这就叫直中。如伤于寒，眼无外症而暴盲，宜麻黄附子细辛汤。此即寒邪直中足少阴肾经，闭塞目中玄府，致令失明，当用麻黄附子细辛汤温肾散寒。

（4）合病：是指两经或三经同时受邪的证候。例如，太阳、阳明、少阳同时受邪，出现眼珠胀痛，前额、眼眶、太阳穴以及项背酸强等症状，用柴葛解肌汤治疗，常常收到较好的效果。有的病例收到出人意料的效果，如像运用柴葛解肌汤治疗三阳合病的原理，治愈青光眼、视神经炎、视神经萎缩等，被病人赞誉为神功妙手。此外，亦有阴经、阳经同时受病者，如白珠血丝作淡红色，涕清如水，泪涌如泉，畏光甚，无眵，两眉头痛，脉弦紧者，宜麻黄附子细辛汤。此即太阳与少阴同病，寒邪从太阳直中少阴，故用麻黄外散太阳之寒，细辛内除少阴之寒。借附子固后防，而以麻黄攘外患。此例与前例风邪直中足少阴肾经同用一个麻黄附子细辛汤，所治证候各异，用方意义自然各不相同。前者是用附子作响导，而引麻附除内忧。由此可见，病理明确，一方便可多用。

按六经传变来治疗眼病，《中医眼科六经法要》是我国第一部中医眼科专著，它将眼科局部症状和整个机体有机地联系起来，而不是孤立地、片面地去观察眼睛的局部症状，这是符合辩证法的，是经得起实践检验的。疾病本身就是一个交织着若干矛盾的运动过程，病邪与人体正气之间、病变器官局部与整体之间的相互作用，彼此力量的消长、变化，充满了整个疾病的过程。所以，同一疾病在不同个体、不同阶段，有着不同的特点、不同的矛盾。而六经辨证法和六经传变，正好反映了这一特点，这一复杂的病理过程在经络脏腑方面的种种变化。抓住这种变化进行辨证，按疾病不同阶段的矛盾来具体解决，切合病情，丝丝入扣，既注意到病因的作用，也看到了机体的反应；既观察到眼睛局部的变化，也推论到脏腑经络整体的变化。特别是看到了它在不同阶段上的脏腑经络的不同反应与变化。这样一种辨证方法，是我们创立新眼科学所必须坚持的。

6. 六经辨证，还须了解标本中见，临证时思路才广 《素问·六微旨大论》说："少阳之上，火气治之，中见厥阴；阳明之上，燥气治之，中见太阴；太阳之上，寒气治之，中见少阴；厥阴之上，风气治之，中见少阳；少阴之上，热气治之，中见太阳；太阴之上，湿气治之，中见阳明。所谓本也，本之下，中之见也；见之下，气之标也。本标不同，气应异象。"中见，即两经之间，有络脉交通之意。从六经追寻到本脏本腑，而脏腑之间是表里相传的，其相传的道路就是经络，经络之间表

里相传，中途交会，称为中见。阳经入里是络脏，阴经出表是络腑。因此，阳经的中见为脏，阴经的中见为腑。（图2-1）

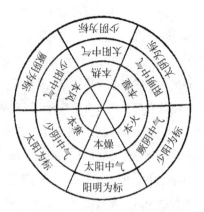

图2-1　脏腑应天本标中气图

从图中所示得知，以六气为本，以脏腑、六经、中见为标的理论为指导，运用于临床，即得出少阳太阴从本治。因少阳之气为火，中见之气为厥阴风，火烈于风，故先治本火，则中见之气风亦随之而息，故宜从本治。以此类推，阳明厥阴从中见治。阳明之中见为太阴，阳明为燥，太阴为湿，湿能化燥，故治其中见即能转化。厥阴之中见为少阳，厥阴为风，少阳为火，火甚于风，治其火则风自息，故从中见治。少阴太阳从标从本治。太阳中见之气为少阴，少阴中见之气又为太阳，太阳为寒，少阴为热，两相对立，从寒从热，必取其一，因此必须从标从本治，即初病之时，先治本经之标，而再治本经之本。例如《中医眼科六经法要·太阳目病举要》说："目病伤风，不畏光，无眵，风轮上起灰白色翳膜，甚至遮盖瞳神者，于桂枝汤中重加海螵蛸以治之，或点涩化丹。"此太阳标热而本虚，太阳少阴从标从本治，此处即为从本治，故用桂枝附子汤。再如《少阴目病举要》说："少阴目病，胞肿难开，眵多而稀，泪如淡血者，宜治本，小柴胡汤加减化裁。方中去半夏、姜枣，加薄荷、白芍、防风治之。"因少阳之上火气治之，中见厥阴，少阳的火太过而且上逼厥阴的络血妄行，血随泪出，成为血泪，故仍治少阳之火，则厥阴之证自愈。总之，疾病的发生和发展及其所表现的病证不同，在临床上就要根据不同情况来施治。病生于本，就求之于本；病生于标，就求之于标；病生于中气，就求之于中气；病既生于本，又生于标，就要在治疗上标本兼施。

第二节　对八廓学说的贡献

八廓在古代中医眼科学著作中曾作为辨证方法之一。但由于各家说法不一，见解各异，因而造成人们对它认识上的紊乱，影响了它在临床上的使用价值。如《银海精微》说："至若八廓，无位有名。"《张氏医通》说："逮夫八廓，有名无位……此虽眼目之源流而实无关于治疗也。"认为八廓空有其名，并无实际位置，更无使用价值。既无定位，又何必有名，显然这是持反对意见者。《医宗金鉴》《东医宝鉴》等书，对八廓都有叙述，但所指位置与五轮又互相混淆，至于它的用途，更是含混不清。只有《审视瑶函》对八廓有较明确的概念，指出："盖验廓之病，与轮不同，轮以通部形色为证，而廓唯以轮上血脉丝络为凭，或粗细连断，或乱直赤紫，起于何位，侵犯何部，以辨何脏何腑之受病。""八廓则见于外，病发则有丝络之可验者，安得谓无用哉。"

五轮是人们所固有的组织和功能，而八廓则是某种眼病所表现的现象，并非每一个患者都有廓病，更不是平常人也分八廓。有些书籍不知其由，遂致否认，作为诊察眼病的方法被视为无用，任意抛弃，岂不可惜！

在八廓命名的问题上，由于当时历史条件的限制，八廓的命名采用了一些带有封建迷信色彩的名词，故某些学者将它视为糟粕，弃而不用。八廓学说有没有存在的价值，其关键在于它能不能指导临床实践，对眼科疾病的诊断、治疗有没有帮助。假若八廓确实能反映出六腑的病变，或者说六腑的病变有时确实要从八廓上反映出来，那么它仍不失为眼科辨证论治的手段之一。

在八廓的定位问题上，兼采各医家之长，按八廓在白睛上四正四隅八个方位，重新给予定位，即震东、兑西、离南、坎北、艮东北、坤西南、乾西北、巽东南，左顺数，右逆推，震近鼻，兑向耳。（图2-2）

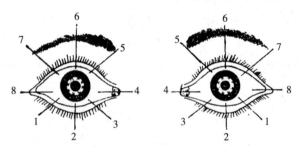

图2-2　八廓定位示意图

（1）乾廓；（2）坎廓；（3）艮廓；（4）震廓；（5）巽廓；
（6）离廓；（7）坤廓；（8）兑廓

八廓所属如下：乾天名传导廓，传导之腑为大肠，故乾天传导属大肠；坎水名津液廓，属膀胱，因为膀胱为州都之官，是津液之腑；艮山名会阴廓，属包络，因为八廓之中，除太阳结于命门、包络属厥阴经外，余廓都是六腑阳经故也；震雷名抱阳廓，属命门，这里的命门，不是左肾右命门的命门，也不是两肾中间的命门，而是《内经》所说的太阳"结于命门，命门者目也"的命门，而太阳经脉起于目内眦，是当震位，震为雷，为阴中之阳，二阴一阳，阴爻在外，阳爻在内，故称为抱阳廓；巽风名清净廓，胆为清净之腑，故属胆；离火名养化廓，属小肠，因小肠为受盛之官，化物出焉故也；坤地名水谷廓，属胃，因胃为水谷之海；兑泽名关泉廓，属三焦，因三焦为决渎之官，只有沼泽，方能关其泉水，故关泉廓应属三焦。

下面将各家八廓定位图作一比较（图2-3、图2-4、图2-5）：

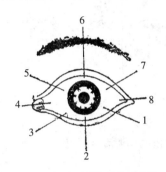 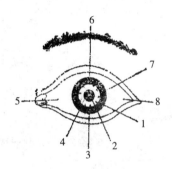

图2-3 《六经法要》定位示意图　　　图2-4 《医宗金鉴》定位示意图

（1）大肠；（2）膀胱；（3）包络；（4）命门；（5）胆；（6）小肠；（7）胃；（8）三焦

（1）三焦；（2）膀胱；（3）胃；（4）胆；（5）大肠；（6）胃；（7）包络；（8）大肠

从上图所示不难看出，既然诊廓病是以轮上血脉丝络为凭，或粗细连断，或乱直紫赤，起于何位，侵犯何部，以辨何脏何腑之受病，那么《医宗金鉴》中的膀胱、胆、胃、小肠，《银海精微》中的胆、肾、小肠、膀胱、胃、脾将何以辨血丝的各种形态和走向？岂不自相矛盾。其不可取已属显然。

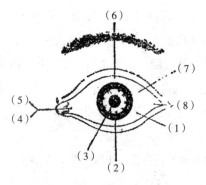

图2-5 《银海精微》定位示意图

（1）膀胱；（2）脾；（3）胆肾；（4）命门；

（5）大肠；（6）胃；（7）小肠；（8）命门

在八廓分属脏腑方面，试将主要眼科书籍列表如下，以作比较（表2-1）：

表2-1　历代眼科著作中八廓所属异同表

	银海精微	审视瑶函	医宗金鉴	东医宝鉴	六经法要
乾天	肺、大肠	肺、大肠	肺、大肠	大肠	大肠
坎水	肾	肾、膀胱	肾、膀胱	肾	膀胱
艮山	胆	命门、上焦	包络	胆	包络
震雷	心、小肠	肝、胆	命门	小肠	命门
巽风	肝	包络、中焦	肝、胆	肝	胆
离火	心、命门	心、小肠	心、小肠	心、命门	小肠
坤地	脾、胃	脾、胃	脾、胃	脾、胃	胃
兑泽	膀胱	肾、下焦	三焦	膀胱	三焦

巴蜀名医遗珍系列丛书

从表中可以看出，除乾天、坤地、坎水三廓外，其余五廓所属脏腑分歧都很大。同时，既然五轮属五脏，八廓属六腑，那么配廓时就只能配腑而不能配脏。而《银海精微》《审视瑶函》《医宗金鉴》《东医宝鉴》均将五脏配在八廓内，显系自相矛盾，故不可取。《中医眼科六经法要》配八廓，是按六腑外加包络和命门，完全符合的轮属脏、廓属腑的原则。

至于八廓的名称，历代医书也各不相同，追究其分歧的来源，实为各家著作中脏腑配廓的差异和八廓定位的不同所致。因此，其正确与错误的根源，全在于脏腑配廓和八廓定位上。现列表比较如表2-2：

表2-2　各家眼科著作中八廓名称异同表

	银海精微	审视瑶函	医宗金鉴	东医宝鉴	六经法要
乾天	传送	传送	传导	传导	传导
坎水	会阴	津液	津液	会阳	津液
艮山	清净	会阴	会阴	清净	会阴
震雷	关泉	清净	关泉	关泉	抱阳
巽风	养化	养化	养化	养化	清净
离火	抱阳	抱阳	抱阳	抱阳	养化
坤地	水谷	水谷	水谷	水谷	水谷
兑泽	津液	关泉	关泉	津液	关泉

将八廓病变列入辨证总纲，并征之临床，这是前代眼科专著所没有的先例。《中医眼科六经法要》一书中将八廓列入每一经辨证的总纲中：如太阳目病，"大眦内震廓血丝较粗，或从上而下者特甚……"阳

明病，"气轮血丝满布，乾廓坤廓尤多……"少阳目病，"锐眦兑廓血丝较甚……"太阴目病，"突然目赤，坎离两廓血丝较多……"等。将八廓纳入六经辨证中，使六经、脏腑与五轮八廓有机地连接在一起，构成一个完整的理论体系。这一理论指导临床确实有效。

第三节　中西医结合创立内眼结构与六经对应学说

中西医两种学派，各具一套完整的理论体系，都有一定的优点和不足之处，应当互相取长补短，求得一些共同的认识，以提高诊断治疗水平。

由于历史条件的限制，历代中医眼科专著虽然对眼与脏腑经络的关系提到了相当的高度来认识，但缺乏科学仪器的辅助，对内眼复杂的结构及其生理病理尚欠深入探讨。现代医学的虹膜、睫状体、悬韧带、房水、房角、玻璃体、脉络膜、视网膜、黄斑、视神经等组织，按中医理论应属何经、何脏、何腑？前人没有明确论述。要解决这个问题，并不是一件容易的事，它既要符合现代医学眼内结构的生理解剖，又要符合中医学的基础理论，二者结合之后，还要能解释各种生理病理现象。将传统的中医理论与现代医学知识相结合，建立了内眼结构与六经相属的学说。

一、脉络膜属于手少阴心经

葡萄膜是全眼球最富于血管的组织，而脉络膜为葡萄膜最富于血管的部分。据《素问·五脏生成论》说："心之合脉也。""诸脉者，皆属于目。""诸血者，皆属于心。"其意是说，人身的脉（血管）都是同心相连的，一切脉中血液都要由心主宰。所有五脏六腑的血脉，都可以上行至目，而总属于手少阴心经。由此推论，眼中的一切血脉都要由心主宰，而脉络膜是血管组织，故应属于手少阴心经。凡一切脉络膜的病变，总应从手少阴心经着手治疗。由于解剖生理上的特殊关系，脉络膜与视网膜的病变常相互影响，视网膜归足厥阴肝经，临床上在治心的同时，又要兼顾着肝经。

二、视神经、视网膜、虹膜、睫状体及晶状体悬韧带均属于足厥阴肝经

视网膜又称为眼神经性膜，是一种高度分化的神经组织。从机能来说，视网膜可分为视部和暗部两部分，通常所说的视网膜是指的视部。它的主要结构，是由接受光刺激的神经上皮细胞传达光冲动到脑中枢的神经节细胞和居于两者之间的负责联络作用的双极细胞所组成。它是视神经的感应系统。而视神经又是由视网膜神经节细胞发出的纤维汇集而成，二者的关系相当密切，故可将视网膜看作视神经的一部分。视神经、视网膜在视觉的形成中占有相当重要的位置，而视觉则是眼的唯一功能。

《素问·金匮真言论》说："肝开窍于目，藏精于肝。"《灵枢·大惑论》说："五脏六腑之精气，皆上注于目而为之精。"《灵枢·脉度》说："肝气通于目，目和则能辨五色矣。"足厥阴肝经上连目系（即视神经），目为肝之窍。五脏六腑之精气源源不断地输送到眼，转化为精明视物的精纯物质，眼睛产生明视万物的作用。此精又藏于肝，故当肝之精气通于目时，才能有分辨五色的功能。由此而知，肝与视觉功能的形成关系密切。从而可以推论，视神经、视网膜应属于足厥阴肝经。人体神经状类经筋，《灵枢·经筋》指出十二经皆有筋，且其

中所述某些筋病，类似于现代医学的神经系统疾病，如"足少阴之筋……颈椎筋急，从左之右，右目不开，伤左角，右足不用。足阳明之筋……其病……热则筋纵目不开，颊筋有寒则急引颊移口，有热则筋弛纵缓不胜，故僻"等。《灵枢·经脉》说："肝者，筋之合也。"据此神经应属肝。虹膜位于风轮的里层，中医称为黄仁，古代将它划归肝经，而睫状体和睫状体小带都在风轮的范围内，紧接虹膜组织，所以也把它划在肝经。

三、视网膜的黄斑区属于脾脏精华

黄斑区在普通眼底镜下观察呈褐红色；而在无赤光眼底镜下观察，或离体眼球上，则呈淡黄色，故名黄斑。《素问·金匮真言论》说："中央黄色，入通于脾。"《素问·阴阳应象大论》说："中央生湿，湿生土，土生甘，甘生脾，在色为黄。"后世中医的脾主黄色，即来源于此。由此推论，黄斑应属于脾，故当黄斑区病变时，必须注意脾经。而黄斑是视网膜高度发展的区域，是椎体细胞（神经组织类经筋）密集区域，担负着敏锐的中心视力，由于这一特殊结构和功能，临床上治脾的同时，又要兼顾着视网膜所属的肝经。

四、眼中一切色素属足少阴肾经

眼内色素可以遮光，使外来光线只能从瞳孔区进入眼内，经过一系列的屈折作用，在视网膜上形成清晰的影像。《素问·阴阳应象大论》说："北方生寒，寒生水，水生咸，咸生肾，肾生骨髓。其在天为寒，在地为水，在体为骨，在脏为肾，在色为黑。"黑者乃天干，壬癸之所化，实肾经之本色也。《素问·五脏生成论》说："心之合脉也，其荣色也，其主肾也。"观察眼底色素，在眼底镜下为橘红色，而经解剖之后，脱离了生气，便显露出它的本色来。所以，色素方面的病变，总应看到肾经。如系脉络膜方面的色素病变，就要从心肾上辨证；如系视网膜，虹膜睫状体的色素病变，就要从肝肾上施治；如果是黄斑区的色素病变，就要从脾肾施治。

五、玻璃体属手太阴肺经

西医眼科学中的玻璃体，在眼内是一种重要的屈光间质，它既能辅助人眼的视觉功能，又能起支撑视网膜的作用，使之与色素层紧贴。此外，还能协同睫状体小带稳定晶状体的位置，故它是眼内的重要内容物之一，对维持眼球壁的张力起到不可忽视的重要作用。因此，玻璃体的变化，与眼的视觉功能和很多方面的病变都有密切的关系。根据《灵枢·大惑论》说："五脏六腑之精气，皆上注于目而为之精。"知人的眼睛是五脏六腑的精气所化生，但玻璃体属何脏何腑的精气所构成，却没有论述。《左传》载郑国子产是个博学家，他对人的看法，说是"人生始化曰魄，既生魄，阳曰魂。"这是指男女媾精，精即成魄而为胚胎的意思。《素问·宣明五气》说："肺藏魄。"张隐庵注释说："魄乃阴精所生。"知魄之为物，实系真精，并非空无所指之说。人的眼睛，既是五脏六腑的精华，那么眼球内面的精膏即是肺藏魄得来的真精，就可以把它认作玻璃体，玻璃体即应属于肺经。要是玻璃体发生变化，则眼的视觉也会发生幻变。《灵枢·大惑论》说："精散则视歧，视歧则见两物也。"

六、眼中房水属足少阳胆经

西医学的房水，是由睫状体所产生，含有营养物质和氧气，可供给眼内组织以必要的营养；它具备特殊循环，故能疏导其新陈代谢产物；同时房水和眼球内血液对于眼球壁具有一定的压力，对于维持正常眼内压，保持眼球形态具有十分重要的作用。

《灵枢·天年》说："五十岁肝气始衰，肝叶始薄，胆汁始灭，目始不明。"傅人宇在《审视瑶函·目为至宝论》中认为："眼内神膏系胆中渗润精汁，升发于上，涵养瞳神之物。"但此种胆精为何一定要认作房水？这是因为，胆附于肝，肝胆互为表里，而房水是在风轮内面，即西医学的前后房中。所以，眼中房水应属足少阳胆经，称为神水更为确切。

或有人问，脏腑之说虽有根据，然而脏腑之上又何必要加上六经名称，岂不画蛇添足吗？目者，五脏六腑之精华所结，而经络者实五脏六腑之道路，没有经络交通，则五脏六腑之精华又从何而到达眼上？所以，要在脏腑之上加以六经名称，系为表明中医治疗眼病不能离开六经，若干病证都应从六经中去辨识。

在以上理论的指导下，建立了各种内眼病的治疗总则及其方药，现举例如下：

1. 在脉络膜属手少阴心经的理论指导下，创建了治疗脉络膜炎的总则为补肾水以息心火。其机理在肾水充足，心火不焚，以畅脉络膜生机，即所谓水火既济之法。代表方为驻景丸加减方：楮实子、菟丝子、茺蔚子、枸杞子、当归、寒水石、前仁。方中用楮实子、菟丝子、茺蔚子、枸杞子以生肾水；当归虽温，而反佐以清肾之寒水石，则可以清心血之热，再加前仁以引热下行。

在"心之合脉也"，"诸血者，皆属于心"的理论指导下，推论出眼中的一切血脉都属手少阴心经。凡眼内出血，无论是视网膜，抑或是葡萄膜，均从手少阴心经论治，并总结出以下治疗法：急则治其标，缓则治其本。

（1）出血期以凉血止血为主，佐以活血化瘀。凉血止血的同时，又须防备瘀血凝滞，为此创立了新方生蒲黄汤：生蒲黄、生地、旱莲草、丹皮、荆芥炭、郁金、丹参、川芎。方中用丹参、丹皮、生地凉血，配川芎则血无过冷之患；用蒲黄、旱莲草、荆芥炭止血，蒲黄生用而不炒，再加郁金则血无凝滞之忧。

（2）出血静止后，死血停滞于眼内，又当活血化瘀为要，以免死血阻碍眼内血脉通调及闭塞目中窍道，而致视觉功能发生障碍。假若死血凝聚成块或已机化成条束状，则当在活血化瘀的同时，还要软坚散结。积血过于浓厚者，可选加破血之品。轻者，桃红四物汤加味：桃仁、红花、川芎、当归、生地、赤芍、旱莲草、荆芥炭。重者，血府逐瘀汤；当归、生地、川芎、赤芍、柴胡、桔梗、枳壳、桃仁、红花、牛膝、甘草。或通窍活血汤：麝香、桃仁、红花、赤芍、川芎、生姜、葱头、大枣，用黄酒煎服（或啤酒代替）。瘀滞时间不长者，可选加三七、丹参、郁金等，加强活血祛瘀的作用。若瘀滞日久，或瘀滞浓厚者，加五灵脂、三棱、莪术、花蕊石、刘寄奴等破血行瘀之品。如瘀块陈旧，有机化趋势者，加穿山甲、昆布、海藻、谷芽、麦芽、鸡内金等软坚散结之品。

（3）当出血吸收之后，又当治其本，用补肾水之法以息心火。用驻景丸加减方时，可适当加熟地、阿胶等滋阴补血之品。

2. 在虹膜、睫状体、悬韧带、视网膜、视神经属足厥阴肝经的理论指导下，建立了以下治疗法则：

（1）虹膜睫状体炎，首先应肯定辨证着眼点在肝经，本着"虚则补之，实则泻之"的原则，或从肝经证治，或从其子母关系中治疗。

①急性虹膜睫状体炎：气分热：用龙胆泻肝汤或小柴胡汤去半夏、姜枣，加苏薄荷、白芍、夏枯草方；血分热：用犀角地黄汤；前房积血：用龙胆泻肝汤加犀角地黄汤；前房积脓，用龙胆泻肝汤，选加蒲公英、败酱草、紫花地丁、大青叶、板蓝根、土茯苓等。

②慢性虹膜睫状体炎：用石决明散。大便不燥者，去大黄；头痛不甚或兼阴虚者，去羌活；虹膜有粘连者，加蒲公英。

③全葡萄膜炎：从少阴、厥阴治。急性者治其标，用龙胆泻肝汤；慢性者，标本同治，用龙胆驻景各半方（柴胡、胆草、生地、当归、黄芩、栀子、楮实子、菟丝子、茺蔚子、枸杞子、木瓜、三七粉）。以上二方均可酌加丹参、郁金、丹皮、延胡索等凉血、活血、散瘀之品。

（2）在睫状体小带属足厥阴肝经的理论指导下，制定了治疗屈光不正的新法则：古代医书大多认为远视是阴虚，病在心肾胆，主以六味地黄丸或地芝丸。近视是阳虚，主以定志丸、千里光散、菊花散等。但应用于临床，并无多大效果。近视眼与远视眼的发病机理同属于睫状体小带的气机不利，致使睫状体小带的调节失灵，都要用异病同治之法调整其功能。《中医眼科六经法要》中写道："若问睫状体小带何以会气机不利？何以会调节失灵？则是厥阴肝气不舒之故耳。盖西医学之睫状体小带隶属中医学的风轮范围，故当以补肾调肝之法治之。"其方定名为屈光不正方：楮实子、菟丝子、木瓜、青皮、茺蔚子、紫河车、寒水石、五味子、秦皮。本方是水煎剂，如欲为丸，则当加重数倍。阴虚有热者，去紫河车，加枸杞子。根据病情，选加松节、伸筋草、三七粉等，以舒筋活血。

（3）在视神经属足厥阴肝经，肝肾同治的理论指导下，制定了视神经萎缩的治疗原则：即有邪者，必先驱其邪，而后扶其正，以免助邪为害。滋肝的同时，应兼补肾，可用驻景丸加减方。如系寒邪直中，则当散寒固里，可用麻黄附子细辛汤；如系风邪为患，则当驱风开窍，可用陈氏息风丸；如系风热为患，则当先驱风清热，后再补其肝肾不足。

3. 在房水属足少阳胆经的理论指导下，创立了青光眼的治法和新方。

青光眼在中医属于绿风内障，关于发病机理各有见解。《审视瑶函》说是头风痰湿，火郁忧思愤怒之故；《东医宝鉴》说是肺肝的病；《目经大成》认为系风痰激烈交攻。《中医眼科六经法要》认为是属足少阳胆经与足厥阴肝经的病变，不论是虚是实，都是瞳神前面的胆汁神水在起变化。患者之所以常看见绿色物在飞者，系因绿属胆汁之色也，或有瞳神散大，或见红白色花者，是因胆病连肝，肝风上冲而扰及心肺两脏的关系。有风故头作眩晕，胆病故少阳经的额角痛牵瞳神，株连鼻隔，病属于实，属于里，故主以新制的青光眼方。

（1）急性发作，用陈氏息风丸以清热泻火，息风利窍。亦可用龙胆泻肝汤加麻黄、蛇蜕，以泻肝祛风开玄府。

（2）亚急性发作及开角型青光眼早、中期，用沈氏息风汤以养血而息风。

（3）间歇期及晚期用空青丸，以滋阴泻火而息风。

（4）青光眼－睫状体炎综合征用石决明散加麻黄、蛇蜕、防风、钩藤。重者，用龙胆泻肝汤加羚羊角。

4. 在黄斑属脾的理论指导下，制定了中心性视网膜炎的基本方：楮实子、菟丝子、茺蔚子、木瓜、枸杞子、三七粉、炒谷芽、炒麦芽、苡仁、鸡内金。其方意在补肾滋肝、醒脾利湿，此系常法。倘为湿偏重兼有寒邪外束者，可用麻杏薏苡甘草汤以宣肺利脾。待寒湿去后，再服驻景丸加减方。后期渗出多者，可选加丹参、郁金、甲珠、怀牛膝、山楂等消瘀行滞，软坚散结之品。

5. 在玻璃体属手太阴肺经的理论指导下，制定了视网膜脱离的治疗原则：大补肺气。肺气充足，玻璃体就会充实。玻璃体充实后，就有力量来支撑视网膜，使之与色素层紧贴。根据这一原理，制订了治疗视网膜脱离的处方——生脉散加味：南沙参、麦冬、五味子、苡仁、木瓜、枸杞子。

根据病情，可选加益气之品黄芪，补肾化气之品补骨脂，活血化瘀之品丹参、郁金、三七粉等。

至于玻璃体混浊，则应根据不同致病原因进行治疗，而总的原则为泄肺金之郁，补肾元（肺肾为母子关系），泻虚热，兼以活血化瘀。泄肺郁，如玄参、白及、郁金等；补肾元，如楮实子、菟丝子、茺蔚子、枸杞子等；泻肾脏虚热，如寒水石；活血化瘀，如丹参、郁金等。

6. 在眼中一切色素应属中医学中的足少阴肾经的理论指导下，制订了治疗视网膜色素变性方：楮实子、菟丝子、茺蔚子、木瓜、枸杞子、三七粉、炒谷芽、炒麦芽、前仁、五味子、河车粉、寒水石、夜明砂、鲜猪肝）。

因视网膜属肝，一切眼中色素属肾，故本应归足少阴肾和足厥阴肝两经合病，应肝肾同治。

第三章　眼睑疾病

眼睑，中医称为眼胞或胞睑，属五轮中的肉轮，是眼的最外部分，司眼的开合，起保护眼珠的作用。因属卫外屏障，故易感受外邪。肉轮在脏属脾，在经属足太阴；又脾胃互为表里，有上胞属脾，下睑属胃之说，故其病变与脾胃关系较为密切。

第一节　睑缘炎

睑缘炎，中医称为睑弦赤烂、风弦赤烂、烂弦风等。婴儿发病者，称为胎风赤烂；发于眦部者，称为眦帷赤烂。按六经辨证，它应属足太阴脾经外障目病。本病特点为眼睑边缘红赤溃烂而痒，病程缠绵，且易复发，常为双眼患病。

【病因病机】

1. 风热外袭，太阴表实。

2. 脾热上攻，太阴里实。

3. 太阴表虚伤风，里虚受湿，表里同病。

【临床表现】

本病主要自觉症状为睑缘刺痒，干涩或灼热疼痛，少数伴有轻度羞明流泪。临床上可分以下三种类型：

1. 风热外袭，太阴表实　睑缘刺痒，干涩不适；睑缘睫毛根部蔓生糠皮样鳞屑，除去皮屑，睑缘皮肤呈红色；睫毛易于脱落，但可以再生。西医称为"鳞屑性睑缘炎"。

2. 脾热上攻，太阴里实　睑缘刺痒，涩痛；常发透明水疱样细小颗粒，水疱擦破后，红赤湿烂，糜烂胶黏；痂皮积聚，拭去痂皮，则有出血的溃陷；睫毛卷曲，易于脱落，不能再生，可致眼睑变形。西医称为"溃疡性睑缘炎"。

3. 太阴表里俱虚 胞睑软弛，睑缘湿烂色白，流泪发痒。相当于西医"睑缘湿疹"。

【辨证施治】

1. 风热外袭，太阴表实

病证：风热直中足太阴脾经，故有睑缘刺痒、干涩而红；有鳞屑而不湿烂者，是无夹湿的证据。

治则：祛风清热。

方药：自制经验方。

菊花 10g 冬桑叶 10g 刺蒺藜 25g 防风 10g 赤芍 15g 薄荷（后下）6g 僵蚕 12g 生地 15g

方解：方中用菊花、冬桑叶清气分之热；赤芍、生地清血分之热；刺蒺藜、防风、薄荷疏散风热，使邪从表达。

2. 脾热上攻，湿热蕴蓄，太阴里实

（1）轻者

病证：太阴是阴气至极之经，在应天的标本上，是以湿为本，以阴为标，最易酿成湿气。人身如果蕴蓄有湿气，又被热蒸，即可形成湿热蕴蓄。

治则：清热利湿。

方药：自制经验方。

银花 15g 连翘 10g 黄芩 10g 荆芥 10g 防风 15g 滑石（先煎）15g 通草 6g 蝉蜕（后下）10g

方解：方中用银花、连翘清热；黄芩、木通、滑石清利湿热；荆芥、防风、蝉蜕祛风。

（2）重症者

病证：痛重痒轻，睑缘红赤，糜烂胶黏，痂皮积聚，去痂后有脓血溃陷。

治则：清热解毒，祛风除湿杀虫。

方药：自制经验方。

银花 15g　连翘 10g　蒲公英 25g　苍术 10g　黄芩 10g　赤芍 15g　栀子 10g　蝉蜕（后下）10g　鹤虱 15g　雷丸 10g

方解：方中用银花、连翘、蒲公英、赤芍、栀子清热解毒；苍术燥湿；黄芩清热除湿；蝉蜕祛风。湿热久留，易感虫患，故加鹤虱、雷丸杀虫。

3. 太阴表里俱虚

病证：表虚伤风，则流泪发痒。里虚受湿，则脾阳不升，脾阳不升而脾湿上注，故胞睑软弛而湿烂色白。

治则：温表而固里。

方药：苓桂术甘汤。

茯苓 15g　桂枝 10g　白术 10g　甘草 6g

方解：方中用茯苓利水；白术除湿；桂枝温阳化气；甘草调理脾胃。

【外治】 陈氏外用眼膏

乌贼骨 30g　白芷 30g　薄荷 15g　蔓荆子 15g　蕤仁 12g　芡实 12g　刺蒺藜 12g　蔻壳 10g　蝉蜕 10g　炉甘石 500g　珍珠粉 1.5g　鹅油或猪油适量

制法： 将炉甘石火煅研细，分作两份待用。将乌贼骨、白芷、薄荷、蔓荆子、蕤仁、芡实、刺蒺藜、蔻壳、蝉蜕加水煎好去渣，倾入瓷器中，再加入一份炉甘石和匀，用绵纸将瓷器口封固，日晒夜露。待干后，再加珍珠粉和另一份炉甘石和匀，研极细末，方用鹅油或猪油拌成油膏。

用法： 涂眼睑患处，一日 2 ～ 3 次。

第二节　麦粒肿

麦粒肿分外麦粒肿和内麦粒肿。外麦粒肿是睫毛毛囊的皮脂腺炎；内麦粒肿是睑板腺炎。中医将轻者称为针眼，重者称为眼丹。

【病因病机】

阳明里热，经络中血结痰滞，热毒蕴蓄，胞睑局部红肿；热盛则肉腐，肉腐则溃为脓。胞睑虽属脾经，而足阳明胃之脉是起于眼下，所以上胞主脾、下睑主胃，脾胃互为表里，受病时亦可互相影响。

【临床表现】

初起时，眼睑局部刺痒，疼痛硬结，或知觉过敏，触之疼痛，皮肤颜色稍红。随后红肿硬结逐渐明显，一般在 3 ～ 5 天后，硬结顶部出现黄色脓头，白睛可红赤，甚者水肿、头痛。个别病例，可扩散到整个眼睑，称为眼丹，合并发热、口干、便秘等。当脓肿溃破排脓后，疼痛立即缓解，红肿亦逐渐消退，愈后一般无明显瘢痕。但应注意，脓肿未成之时，切忌挤压，以免散毒，引起严重并发症。

【辨证施治】

1. 风热初起

病证： 胞睑局部刺痒、疼痛，皮肤硬结稍红。

治则：祛风清热。

方药：银翘散加减。

银花15g　连翘10g　薄荷（后下）6g　赤芍15g　防风10g　蒲公英25g　黄芩10g　白芷6g

方解：方中用银花、连翘、黄芩、蒲公英、赤芍清热解毒；薄荷、防风祛风；白芷引药入阳明经，兼能祛风活血止痛。

2. 热毒炽盛

病证：眼睑红肿，硬结明显，痛甚，白睛红赤，水肿者，为脾胃二经热毒炽盛。

治则：清热解毒，和营消肿。

方药：仙方活命饮加减。

银花25g　防风12g　白芷6g　花粉15g　川贝母10g　乳香3g　甲珠3g　皂刺10g　赤芍15g　甘草6g　蒲公英25g

方解：方中用银花、蒲公英、甘草清热泻火解毒；赤芍、乳香活血散瘀定痛；防风、白芷散风消肿；甲珠、皂刺散肿溃坚；花粉、川贝母清热散结。

（1）兼现口干、大便干结，用通脾泻胃汤以养阴清火，去瘀泻积，使病从胃肠道来解。

芫蔚子18g　麦冬12g　知母10g　玄参10g　前仁10g　石膏（先煎）15g　防风10g　酒炒黄芩10g　天冬10g　酒大黄3g　生地15g

方中用生地、麦冬、天冬养阴清火；芫蔚子、知母、玄参、石膏、黄芩、前仁、酒军去瘀、泻火、散积；防风散风消肿。如脓已成，则配合西医手术，切开引流。

（2）若针眼反复发生，经年不愈者，为正虚不能胜邪，当用扶正祛邪之法治疗。方用托里消毒饮加减。

党参 15g　黄芪 15g　银花 15g　连翘 10g　防风 10g　赤芍 15g　白芷 6g　川芎 6g　皂刺 10g　蒲公英 25g

方中用党参、黄芪、川芎、赤芍益气活血；防风、白芷、皂刺散风，消肿，溃坚；银花、连翘、蒲公英清热解毒。

第三节　霰粒肿

霰粒肿是由于睑板腺排泄管发生阻塞，腺内滞留的分泌物刺激周围组织，而形成的慢性炎症性肉芽肿。中医称胞生痰核或眼睑肿核。多发生于上睑，下睑较少，病程缓慢。

【病因病机】

系由脾胃二经蕴热与湿痰混结，阻塞胞睑之经络而结成硬核，核中所包状如痰涎，故称为痰核，属太阴里实。

【临床表现】

病人常无明显自觉症状，初起时可见眼睑皮下有米粒大或绿豆大的圆形肿块，不红不痛，触之发硬，推之移动，与皮肤无粘连，翻转眼睑，于睑内面可见紫红或灰白色隆起结节，发展缓慢，逐渐长大，可大如樱桃，坚硬隆起，可引起胞睑垂坠和胀涩感。少数较小者，可自行消散；亦有复感毒邪而成化脓者，其表现与内麦粒肿相似。

【辨证施治】

此核硬而不痒，故知其不因于风；不红不痛，故知其不因于血。核内所包纯是清涎，乃脾经湿甚生痰，须以醒脾清络法治之。

治则：醒脾化痰清络。

方药：温胆汤加味。

竹茹 15g　枳实 10g　陈皮 10g　法夏 10g　茯苓 10g　甘草 3g　川贝母 10g　甲珠 3g

方解：方中用竹茹、贝母清热化痰；法夏燥湿化痰；枳实、陈皮、茯苓行气利湿；甲珠、枳实消肿散结；甘草清火解毒。

如有化脓者，仿麦粒肿治法。痰核较大者，需采用手术切开刮除。术后可适当内服中药，防其复发。

第四节　上睑下垂

上睑下垂中医称为上胞下垂，又名睢目、侵风、睑废。可分为先天性和后天性两种类型，可单眼发病，亦可双眼同时发病。

【病因病机】

先天者，常由发育不全引起；后天者，多由脾虚气弱，脉络失调，风邪乘虚而入，侵犯阳明经络而发。

【临床表现】

上胞下垂，轻者半掩瞳神，重者上胞无力展开，遮住整个风轮，患者常要借助额肌的收缩而睁眼，致使额部皮肤产生皱褶，眉毛高耸，甚至需用手拈眼皮，方能视物。双睑下垂者，为了克服视物障碍，多有仰头视物的姿态。

【辨证施治】

1. 脾虚气弱

病证：如上睑下垂兼现精神疲乏，食欲不振，脉虚无力者，为脾虚气弱。

治则：补中益气。

方药：补中益气汤加味。

黄芪 15g　炙甘草 6g　党参 25g　当归 10g　陈皮 10g　升麻 6g　柴胡 10g　白术 10g　僵蚕 12g　全蝎 2 个　防风 15g

方解：方中用党参、黄芪、白术、炙甘草补脾益气；当归补血；陈皮益气；升麻、柴胡引药上行，能补卫气而实表；僵蚕、全蝎、防风平肝息风。

2. 风邪偏盛

病证：胞睑麻木不仁，或兼斜视、口眼㖞斜者，为风邪偏盛。

治则：祛风通络。

方药：正容汤加味。

羌活 6g　白附子（制，另包，先煎半小时）12g　防风 10g　秦艽 10g　胆南星 12g　制半夏 12g　木瓜 10g　赤芍 12g　甘草 6g　白僵蚕 12g　黄松节（即茯神心木）25g

方解：方中用白附子祛头面之游风；羌活、防风、秦艽、白僵蚕助之；胆南星、制半夏祛风化痰；木瓜、松节舒筋通络；赤芍活血清血；甘草和中。全方共同发挥祛风化痰，舒通筋络的作用。

如系外伤，重力性上睑下垂，当针对原因治疗。如经内治无效者，可结合针灸、按摩等法治疗。用诸法久治无效时，可采用手术治疗。

【病例】

孙某，女，17 岁。

主症：双上睑下垂，初期早晨能睁眼，一到下午症状便加重，进行性发展，逐渐合并四肢无力，上下楼梯需人搀扶。于发病后两年零三个月开始治疗。

检查：视力双眼 1.5，双上睑下垂，遮瞳 1/2，视物需要仰头皱眉，双眼球转动自如，但眼球左转有复视，说明左转肌力下降。

患者过去曾经成都市某医院检查诊断为重症肌无力。曾用过新斯的明、加兰他敏、美斯的明等肌注和口服，症状可得暂时减轻。诊脉沉细，舌质淡，苔薄白。

诊断：风痰阻闭阳明经络。

治则：祛风化痰，疏经活络，佐以健脾。

方药：正容汤加减。

全蝎 3g　僵蚕 15g　藿香（后下）15g　松节 30g　赤芍 25g　木瓜 15g　炒白附子（另包，先煎半小时）15g　胆南星 3g　钩藤 15g　升麻 3g　草蔻 10g

患者服 10 剂后复诊，食欲增进，精神好转，余况同前。原方加太子参 30g，丹参 15g 益气养血行滞，带回当地常服。三年后随访，患者说："连服上方一年多后，诸症逐步减轻，不久即基本痊愈。停药一年余，未再复发。"

第五节　眼睑痉挛

本病表现为电击样眼睑掣动，甚至同侧面部肌肉痉挛，通常限于一侧。中医称为眼胞振跳，又名脾轮振跳、目睄。

【病因病机】

目为肝窍，胞睑属脾；肝主筋，脾主肌肉。盖因血虚肝失所养，肝阴不足，肝阳偏亢，肝风内动，上扰于目，入侵经络，以致肝脾经络失养而为病。或风热之邪外侵，引动内风，客于肌腠，入侵经络而发。风性善动，在肢体则现筋惕肉睄，在眼睑则筋急抽搐、胞睑振跳。

【临床表现】

胞睑振跳不已，或稀或频，患者常不能自主控制，振跳范围缓慢扩散至同侧颜面，且逐渐发展成电击样掣痛，甚至痉挛。如日夜振动过频，每觉视物昏暗。往往伴有夜寐不酣，头晕心悸，或兼有头胀作痛等症状。

本病患者女性比男性为多，并且在中年以前很少发生。

【辨证施治】

若属偶发，可不必治疗。但跳动过频，若久而不治，可转为牵吊坏症。

1. 血不养肝，肝风上扰

病证：胞睑振跳，夜寐不酣，头晕心悸，为血不养肝，肝风上扰。

治则：平肝养血息风。

方药：天麻钩藤饮加减。

天麻 10g　钩藤 15g　石决明（先煎）25g　白芍 15g　当归 10g　夜交藤 30g　防风 15g　僵蚕 12g　木瓜 15g　丝瓜络 6g

方解：方中用天麻、钩藤、石决明、防风、僵蚕平肝息风；白芍、当归、夜交藤滋阴养血；木瓜疏肝；丝瓜络通络。

2. 外风引动内风

病证：眼睑振跳，兼现头胀作痛等，则属外风引动内风。

治则：祛风通络。

方药：正容汤加减。

炒白附子（另包，先煎半小时）10g　胆南星 6g　法半夏 10g　木瓜 15g　赤芍 15g　防风 10g　羌活 6g　白僵蚕 12g　黄松节 25g　全蝎 3g

第六节 小儿劄目

本病指小儿两眼时时眨动。上下眼睑一开一合，称为劄目，或瞬目，或眨眼，是一种保护性的不随意运动，为正常的生理现象。如眨动过频，且不随意，甚至挤眉弄眼，揉眼挖鼻，则为病态。

【病因病机】

本病多为肝经风邪为患。多见于小儿饮食失调，脾胃不健，脾虚肝旺，疳病之初起；或肝胆风热为患。常常伴有目赤、羞明、发痒、干涩等征象。

【临床表现】

小儿两目连劄，或羞明、发痒，目干涩不适，白睛红赤，甚者时有挤眉皱鼻，鼻孔干痒。出现以上症状，有的家长误认为小孩故意调皮，而受到斥责。其实确为病态，如不及时治疗，恐酿成疳疾。

多数患儿做眼部检查时，无阳性发现，部分穹窿部结膜有滤泡生长。

【辨证施治】

病证：眼睑属脾，若小儿饮食失调，脾胃不健，肝经风热之邪乘虚而入，湿热内蕴，则易遭虫蚀。

治则：清肝健脾，祛风杀虫。

方药：自制经验方。

柴胡10g　黄芩10g　炒谷芽30g　炒麦芽30g　蝉蜕（后下）10g　芜荑6g　鹤虱10g　槟榔10g　甘草6g

方解：方中用柴胡、黄芩清肝；炒谷芽、炒麦芽健脾；蝉蜕、芜荑、鹤虱、槟榔祛风杀虫；甘草和中。

热重者，加木贼、赤芍；痒甚者，选加防风、蛇蜕、僵蚕；干涩者，选加菊花、刺蒺藜、花粉等。

【病例】

曹某，男，7岁。

两目频眨三个多月，并兼现皱鼻歪嘴，不随意，自觉眼干涩，鼻孔干而发痒，喜食香燥之品。检查：面黄少华，形体瘦弱，视力正常，结膜色淡，余无阳性发现。

诊断： 脾不健运，内蕴湿热而生虫患。

治则： 杀虫健脾。

方药： 自制经验方。

芜荑 10g　百部 10g　雷丸 10g　鹤虱 15g　槟榔 10g　炒谷芽 30g　炒麦芽 30g　蝉蜕（后下）10g　甘草 6g

连服 20 剂，诸症皆愈。

王某，女，11岁。

眨眼皱鼻歪嘴一月余，曾经西医检查，诊断为：滤泡性结膜炎。点氯霉素、新霉素、利福平等眼液均无效。检查：上下穹隆部结膜均有圆形滤泡隆起，以下穹隆部最多，结膜轻充血，视力正常，余无阳性发现。

诊断： 脾虚肝旺。

治则： 平肝清热，健脾杀虫。

方药： 石决明散加减。

石决明（先煎）25g　草决明 25g　荆芥 10g　木贼 10g　青葙子 18g　赤芍 15g　麦冬 10g　栀子 10g　百部 10g　鹤虱 15g　炒谷芽 30g　炒麦芽 30g

服上方 14 剂，诸症悉愈。

第七节　眼睑皮肤丹毒

本病为一种急性感染性皮肤炎症。患部皮肤发红，如涂丹砂，故名。中医又称丹熛、火丹、天火。

【病因病机】

本病常由颜面部感受毒邪蔓延而来。风热火毒之邪深入血分，血分受毒，外发皮肤而成。

【临床表现】

患部焮红肿痛，发热，肿块高出皮肤表面，境界清楚，色如丹涂脂抹，表面光滑紧张，有时可出现水疱。严重者患部呈黑褐色，来势迅速，很快向周围蔓延扩散。火毒甚者，可伴头痛心烦，憎寒壮热，烦渴引饮；甚则神昏谵语，呕吐恶心。苔黄，脉数。

【辨证施治】

风热火毒深入血分，血热从肌腠而出，故皮肤焮红肿痛；热灼心神，故心烦，甚则神昏谵语；水疱是夹湿的表现；血热太甚，故患部呈黑褐色；热灼津液，则烦渴引饮；正邪相搏，则憎寒壮热；热邪犯胃，则恶心呕吐；苔黄、脉数，都是有热的证据。

治则：泻火解毒，疏风散邪。

方药：普济消毒饮加减。

玄参 10g　黄芩 10g　连翘 10g　板蓝根 15g　薄荷（后下）6g　丹皮 12g　菊花 15g　刺蒺藜 25g　僵蚕 12g　蒲公英 25g　赤芍 15g

方解：方中用玄参、黄芩、连翘、板蓝根、丹皮、赤芍、蒲公英泻火解毒；菊花、薄荷、刺蒺藜、僵蚕疏风散邪。

若兼现头痛心烦，憎寒壮热，烦渴引饮，甚至神昏谵语，呕吐恶心等全身症状时，则又当清热解毒、凉血救阴。方用清瘟败毒饮。

生地 15g　犀角 6g　丹皮 12g　赤芍 15g　黄连 6g　黄芩 10g　栀子 10g　生石膏（先煎）25g　知母 10g　甘草 6g　连翘 10g　玄参 10g　淡竹叶 10g　桔梗 6g

可酌情选用安宫牛黄丸、紫雪等冲服，亦可配合西药治疗。

第八节　眼睑单纯性疱疹或带状疱疹

眼睑单纯性疱疹，系由单纯性疱疹病毒所引起，多发生在感冒等热性病之后，中医称为热疱。眼睑带状疱疹，则由水痘带状疱疹病毒感染而来，中医称火丹。

【病因病机】

单纯性疱疹系由风热夹湿邪为患。带状疱疹则由肝火妄动，脾胃湿热内蕴，外发于皮肤与腠理之间而成。

【临床表现】

1. 单纯性疱疹　常在下睑皮肤、口角或鼻翼两旁出现透明群集的小疱，局部刺痒或有轻微的烧灼感，可很快干涸结痂而愈。如搔破则疮面潮红，渗流黄水，最后结痂而愈，不留瘢痕。

2. 带状疱疹　常在一侧上睑、前额部发病（三叉神经眼支分布区），病变区不超过前额正中线。初起红斑，继起透明水疱，状如串珠，大小如椒粒或黄豆水疱之间隔以正常皮肤，排列如带状，水疱逐渐混浊化脓，数周内结痂脱落，留下轻微瘢痕。自觉剧烈疼痛，可持续到皮疹消后 1～2 个月。

除睑部受侵犯外，眼部也可发生角膜炎、虹膜睫状体炎等并发症，偶尔也可有眼肌麻痹。

【辨证施治】

1. 风热偏盛

病证：患部刺痒灼热，皮肤微红，皮疹透明。

治则：疏风清热。

方药：蝉花散加减。

蝉蜕（后下）10g　菊花15g　黄芩10g　赤芍15g　刺蒺藜25g　薄荷（后下）6g　蒲公英25g　甘草6g

2. 风热夹湿

病证：患部刺痒灼热，皮疹破溃，疮面潮红，渗流黄水。

治则：疏风清热，除湿解毒。

方药：自制经验方。

菊花15g　刺蒺藜25g　黄芩10g　赤芍15g　防风15g　苍术10g　蒲公英25g　萆薢25g

方解：方中用菊花、刺蒺藜、防风疏风清热；黄芩、苍术、蒲公英、萆薢除湿解毒，赤芍清热解毒。

3. 火毒盛者

病证：皮肤发红，水疱由透明渐转混浊化脓，疼痛剧烈。

治则：清泻肝胆湿热。

方药：龙胆泻肝汤加减。

龙胆草6g　柴胡10g　栀子10g　黄芩10g　生地15g　当归10g　前仁10g　泽泻10g　板蓝根15g　僵蚕12g　蒲公英25g

方解：方中用龙胆草、栀子、黄芩直泻肝胆实火；前仁、泽泻引湿热从小便出；当归、生地养肝血；柴胡疏肝；僵蚕祛风；板蓝根、蒲公英清热解毒。

第九节　眼睑湿疹

眼睑皮肤湿疹是皮肤炎症的一种，可单独睑部发病，亦可为面部或全身湿疹的一部分，中医属风赤疮痍或实热生疮范畴。

【病因病机】

脾胃湿热内蕴，外感风热或风湿之邪，客于肌腠，郁遏熏蒸而成。

【临床表现】

初起睑部红肿、刺痒、灼痛，继则出现丘疹、水疱或脓泡，搔抓后湿烂流水、结痂，最后脱屑而愈；也可迁延很久，皮肤革化，纹理加深如织席状纹，肤色暗红，覆有鳞屑，水疱湿烂反复出现，经年不愈。

【辨证施治】

1. 风热偏盛

病证：患部红肿或肤色暗红，覆有鳞屑，刺痒，灼痛。

治则：疏风清热除湿。

方药：消风散加减。

荆芥10g　防风10g　蝉蜕（后下）10g　当归10g　生地15g　苍术10g　冬桑叶15g　菊花10g　僵蚕10g　刺蒺藜25g

方解：方中用荆芥、防风、蝉蜕、冬桑叶、菊花、僵蚕、刺蒺藜疏风清热；苍术除湿；当归、生地养血。

2. 湿热偏盛

病证：患部潮红、湿烂流水，兼有水疱或脓泡，刺痒灼热。

治则：清利湿热。

方药：三仁汤加减。

苡仁 30g　杏仁 10g　白蔻仁 10g　黄芩 10g　滑石（先煎）15g　草薢 25g　茵陈 10g　栀子 10g　赤芍 15g　蒲公英 25g

方解：本方是分消湿热的方剂，用苡仁、杏仁、白蔻仁、滑石、草薢、茵陈利湿；黄芩、栀子、蒲公英、赤芍清热。

痒甚者，选加蝉蜕、僵蚕、蛇蜕；湿重者，选加苍术、地肤子、白鲜皮。

外可涂湿疹油膏：煅炉甘石 15g，生黄柏 15g，蛤粉 15g，煅石膏 15g，轻粉 6g。研细末，调猪油，外涂。

3. 久病损阴耗血

病证：如兼见皮肤干燥脱屑，或水疱消后皮肤皲裂，为久病损阴耗血。

治则：养血祛风润燥。

方药：四物汤加减。

熟地 10g　当归 10g　白芍 12g　僵蚕 12g　防风 10g　玄参 10g　花粉 15g

方解：方中用熟地、当归、白芍养血；僵蚕、防风祛风；玄参、花粉养阴润燥。

第四章 泪器疾病

泪器包括泪腺和泪道两部分。正常情况下，泪腺分泌泪液，湿润和洗涤眼球表面后，大部分自眼球表面蒸发，少部分通过结膜囊的吸引作用到达泪湖，然后在泪囊的虹吸作用下进入泪道而到达鼻腔。当某些原因引起泪腺分泌增加或泪道通路发生故障时，泪液从睑沿溢出，即称为流泪，它是泪器疾病的主要症状。

第一节 泪道阻塞

泪道，中医称为泪窍，是泪液流行的通道。泪道阻塞是指泪道通路受阻，泪液自睑沿溢出，风吹后更甚，故中医称为迎风流泪，老年患者居多。可单眼患病，亦可双眼同时受累。病情虽不重，但属顽固难治的疾病。

【病因病机】

由于目为肝窍，泪为肝液，肝肾同源，故流泪常与肝肾两经有关。病因大体可分两类：其一，肝经郁热，感受风邪而发，多与外障眼病并见，称为热泪。其二，系因肝肾两虚，窍失所养，外受冷风刺激而发，称为冷泪。

【临床表现】

1.热泪 泪液流出时有热感，且黏浊，常大眦潮红、焮痛、发痒，甚者畏光羞明。

2.冷泪 眼睛不红不痛，泪下无时，迎风更甚，泪液清亮，流至睑缘或面部，无热感。

泪溢虽非重症，但久流失治，令目昏暗。

【辨证施治】

1. 热泪

治则：平肝，祛风，清热。

方药：石决明散加减方。

石决明（先煎）25g　草决明 25g　荆芥 10g　赤芍 15g　青葙子18g　栀子 10g　麦冬 15g　木贼 15g　防风 15g　刺蒺藜 25g　蔓荆子 15g

方解：方中用石决明、草决明、青葙子平肝清热；荆芥、木贼、防风、刺蒺藜、蔓荆子祛风；栀子、赤芍、麦冬清热。

2. 冷泪

治则：温肝，搜风，止泪。

方药：白薇丸加川芎。

白薇 15g　羌活 3g　石榴皮 10g　防风 15g　刺蒺藜 15g　川芎10g

方解：本方以川芎温肝；白薇、羌活、防风、刺蒺藜搜风止泪；石榴皮收敛止泪。

第二节　泪囊炎

泪囊炎，中医称为眦漏证，又名漏睛，是指从泪窍中渗出脓浊泪液的眼病。临床上分为急性和慢性两种，常由于沙眼、慢性结膜炎、慢性鼻炎和副鼻窦炎等炎症蔓延至泪道黏膜，造成鼻泪管阻塞。在幼儿，则多为鼻泪管先天性残膜引起。由于鼻泪管阻塞，泪液潴留在泪囊中，使泪囊逐渐扩大、增厚，产生黏液；继以细菌感染，泪囊中形成脓液，便形成慢性泪囊炎。炎症骤然加剧，则发生急性泪囊炎。

【病因病机】

多由心脾热邪，蕴蓄日久，上攻内眦，闭塞泪窍，泪不流通，而与风热蕴结成脓；或因风热外侵，引动内火，内外合邪而病。

【临床表现】

慢性者，脓泪频流，内眦睛明穴下方有时可见隆起，压迫内眦处，有沁沁脓液自泪窍流出，病势缠绵，称为眦漏或漏睛。自觉隐涩不自在，视物微昏。

急性发作者，内眦睛明穴下方红肿焮痛；重者红肿波及眼睑，触之泪囊区有硬结，压痛明显，常伴有头痛眼胀；甚者恶寒发热，口干，便燥，舌红，苔黄，脉弦数。数日后泪囊部皮肤出现黄色脓点，按之有波动感，排脓后肿痛即可消退。若疮口自溃，溢脓难敛，缠绵岁月，遂酿成漏睛疮。

有两目俱病者，有一目独病者。一般初发不甚坚硬而速溃者易治，脓自内眦排出而成漏者难疗；溃后流出黄白色脓汁者为顺症，渗流青黑腥秽脓水者为逆症。

【辨证施治】

1. 内生风热

病证：太阴里实，脾有实热，心火上炎，引动肝风，风热上壅，闭塞泪窍者，属内生风热。仅现胞肉中空，按之脓出，内眦并无红肿焮痛。

治则：清热搜风排脓。

方药：白薇丸加味。

白薇 25g　石榴皮 10g　羌活 6g　防风 10g　刺蒺藜 25g　赤芍

15g 蒲公英 25g 漏芦根 25g

若为年久之病，胞肉过空，极难生长，宜外点补漏生肌散。枯矾 1g，轻粉 1g，血竭 1g，乳香 1g，研极细粉末，点内眦处，一日 3 次。

中药治疗本病，只能减轻症状，治愈较难。经久不愈者，可作鼻腔泪囊吻合术或泪囊摘除术，收效较速。

2. 内蕴风热，复感热毒

病证：急性发作，内眦下方红肿焮痛者，为内蕴风热，复感热毒之邪。

治则：祛风清热，解毒排脓。

方药：仙方活命饮加减方。

银 花 25g 防 风 12g 白 芷 6g 贝 母 10g 花 粉 15g 乳香 3g 甲珠 3g 皂刺 10g 赤芍 15g 蒲公英 25g 败酱草 25g 甘草 6g

方解：方中用银花、蒲公英、败酱草、甘草清热泻火解毒；赤芍、乳香活血散瘀定痛；防风、白芷散风消肿；甲珠、皂刺散肿溃坚；花粉、贝母清热散结。

若已有黄色脓点，按之有波动感者，可切开排脓。若疮口自溃，脓色黄白者，用仙方活命饮加减方，外用补漏生肌散。

3. 正虚邪盛

病证：脓色青黑腥秽。

治则：扶正驱邪

方药：托里消毒散。

党参 25g 生黄芪 15g 银花 15g 白芷 12g 川芎 10g 当归 10g 白芍 15g 白术 10g 茯苓 10g 皂刺 10g 连翘 10g 陈皮

10g　桔梗 6g　炙甘草 6g

　　方解：方中用党参、黄芪、白芍、川芎、白术、当归益气补血；白芷、皂刺散风消肿；茯苓、陈皮、桔梗化痰利气；连翘、炙甘草清热解毒。

第五章　结膜疾病

中医将结膜与巩膜统称为气轮（白睛）。结膜为气轮外层，由于位居眼球之表，最易受外邪侵犯，因此，结膜病是眼科的多发病之一。

气轮属手太阴肺经，故其病变多从肺治。但从六经循行的部位和六经传变的规律来看，三阳的病变亦可涉及气轮，在临证时要注意辨别，抓住各经证型的主要特点，只有灵活辨证施治，才能提高疗效。

肺主一身之表，故外邪入侵，每先犯肺，在眼则表现气轮红赤，治疗宜用疏解之法驱邪外出。

目病常统于肺，各经经脉要到眼内，都非通过气轮不可，所以，眼病大多涉及气轮。气轮疾病迁延失治，常易侵及风轮或内犯，使眼病增剧，故应及时治疗，防止病变向里发展。

第一节　急性结膜炎

急性结膜炎是指发病较急，易互相传染，甚至引起广泛流行的一类结膜炎。病因方面，包括细菌性、病毒性等，临床上如急性卡他性结膜炎、假膜性结膜炎、流行性出血性结膜炎等均属此讨论范围。中医称它为天行赤眼、暴风客热，俗称火眼或红眼。多为双眼患病，是最常见的外眼病。

【病因病机】

系因风邪热毒突从外袭，上攻于目，侵犯白睛，而酿成太阴表实之证。

【临床表现】

自觉症状：初感眼沙涩，如有异物；继之梗痛羞明，泪热刺痒。眼眵初稀薄如黏液，继而黄稠。严重者眼胀，头痛，甚至发热。由于眼眵附于黑睛表面，患者感觉视物模糊和虹视，但拭去之后，即又恢复正常。此点可资与青光眼的虹视症状相区别。

检查所见：气轮红赤。轻者血丝呈网状，且白睛周围显著；重者为一片弥漫深红，并可肿胀、高出风轮，胞睑亦可肿胀，甚者胞肿如桃。部分患者胞睑内面有菲薄的灰白色膜样物粘附，拭之出血。有的还可合并白睛溢血。

亦有眼眵不多，耳前有触之疼痛的小包块，合并黑睛点状星翳者。

一般发病 3～4 天后达到高潮期，7～14 天痊愈，不留痕迹。部分病例失于调治，转为慢性，则病程延长。

【预防】

本病传染性很强，患者用的毛巾、脸盆和手帕，应与健康人分开，并洗净、消毒。保持两手清洁，不用脏手揉眼；医务人员检查患者后，应注意手的清洁、消毒。本病流行期间，游泳池等公共场所应停止开放。

【辨证施治】

本病所现一派症状均为有余之候，其病位在肺卫所主之白睛，故应诊断为太阴表实，治疗应从手太阴肺着手。

1. 风重于热

病证：初起即见胞睑浮肿，痒痛多泪，羞明难睁，白睛红赤不甚，眵少，可同时伴有头痛、鼻塞、恶寒、发热等全身症状，舌苔薄白，脉浮数。

治则：疏风清热。

方药：桑菊饮加减。

冬桑叶 15g　菊花 15g　苏薄荷（后下）10g　防风 10g　蝉蜕 6g　赤芍 15g　黄芩 10g　甘草 6g

方解：方中用苏薄荷、防风、蝉蜕疏风；冬桑叶、菊花、赤芍、黄芩清热；甘草和中。

气轮肿胀者，加葶苈 6g。

2. 热重于风

病证：白睛红赤较甚，眵多泪少，眵易黏结，脉数，苔薄黄。

治则：清热解毒为主，辅以疏风。

方药：银翘散加减。

银花 15g　连翘 10g　薄荷（后下）6g　赤芍 15g　栀子 10g　黄芩 10g　竹叶 10g　蒲公英 25g

方解：方中用银花、连翘、赤芍、栀子、竹叶、蒲公英清热解毒；薄荷疏风。

3. 风热并重

病证：兼见上述两型症状。治疗可在上述二方基础上化裁应用。

痒甚者，可酌加僵蚕；红肿甚，时流淡血水者，去防风，加生地、紫草、败酱草、板蓝根等清热解毒之品；合并黑睛星翳者，加石决明、木贼、夏枯草等平肝清热之品。

此外，还可用内服药渣再煎水，先熏后洗患眼，或应用西药点眼。

4. 太阳表虚伤风

病证：目暴病，白睛红赤，色泽鲜红，大眦内震廓血丝较粗，或赤脉自上而下，或黑睛呈星点翳者，兼见微恶风，或颠顶脑项痛，或半边头肿痛，鼻鸣或不鸣，脉浮。当诊断为太阳表虚伤风。

治则：温散表邪。

方药：桂枝汤。

桂枝 10g　白芍 10g　甘草 6g　生姜 10g　大枣 2 枚

方解：本方用桂枝色赤，直入营分，为营分解散风寒之品；芍药微苦微寒，益阴敛血；生姜味辛，以佐桂枝解肌散寒；大枣甘平，能佐白芍和里；甘草以调和诸药，又能调和气血。

黑睛起膜翳者属兼症，当在桂枝汤内来随症化裁。

5. 太阳表实伤寒

病证：目暴病，白睛血丝淡红、细碎，无眵羞明，泪如泉涌，涕如清水，可兼见恶寒无汗、两眉头痛、头项强痛、脉浮紧等。当诊断为太阳表实伤寒。

治则：解表散寒。

方药：麻黄汤。

麻黄 10g　桂枝 10g　杏仁 6g　甘草 3g

方解：本方用麻黄能驱风寒从毛窍而出，借桂枝引麻黄直入营分，以发营卫之汗；杏仁能泻肺解表；再加甘草，以安中外拒风寒，则寒邪自从汗解。

以上解释均为治伤寒之法，用在眼科是否小题大作？不然。因为六淫为害，病状表现不止一端，只要病因相同，都可以用伤寒方，不过用药的剂量应加注意。

设若先伤风寒而后化热者，则用桂枝二越婢一汤（桂枝 6g，白芍 10g，麻黄 6g，甘草 3g，大枣 1 枚，生姜 10g，石膏（先煎）10g，表里双解。方中用石膏清里，里清则病邪自能由表而出。

第二节　慢性结膜炎

慢性结膜炎，中医称为赤丝虬脉。临床特点是眼部自觉症状和检查所见都不严重，但病程长，可经数月，甚至一年以上不愈。

【病因病机】

1.肺阴不足，虚火上炎。

2.肝肾亏损，阴虚火旺。

3.表邪未尽，向里传变。

【临床表现】

1.肺阴不足，虚火上炎　眼内干涩，于午后和入夜则加重，灼热微痒，白睛轻微发红，眵少或无眵；或兼见鼻干咽燥，舌质干红，脉细数。

2.肝肾亏损，阴虚火旺　眼内干涩，视力易疲劳，或感视物模糊，畏见强光，双眼频眨，白睛隐隐淡红；或兼现腰膝酸软，五心烦热，耳鸣，失眠，舌红，脉弦细。

3.表邪未尽，向里传变　太阳表证已罢，而白睛血丝不退，小便短黄或短涩。或白睛血丝细碎红赤，微畏光，无泪，眵多黄硬，日久不愈，脉数而紧。

【辨证施治】

1.肺阴不足，虚火上炎

病证：虚热内蒸，津液被灼，故眼干涩、灼热发红、鼻干咽燥；舌质干红，脉细数，为虚热之象。

治则：养阴清肺。

方药：养阴清肺汤加减。

生地 12g　麦冬 12g　白芍 12g　丹皮 12g　菊花 15g　刺蒺藜 25g　薄荷（后下）6g　甘草 6g

方解：方中用生地、麦冬、白芍、丹皮、菊花、刺蒺藜、甘草养阴润肺；薄荷调肝。

2. 肝肾亏损，阴虚火旺

病证：肝阴虚，则肝阳偏亢，故见眼内干涩、视力易疲劳、视物模糊、畏见强光、白睛发红等；阴虚阳亢，则易化火生风，故见双眼频眨。肾阴虚，故见腰膝酸软、五心烦热、耳鸣、失眠。舌红，脉弦细，亦属阴虚阳亢之征。

治则：滋补肝肾。

方药：一贯煎加减。

泡参 30g　麦冬 15g　当归 10g　生地 15g　枸杞子 15g　菊花 15g　刺蒺藜 25g　青皮 15g　龟板（先煎）15g

方解：方中用泡参、麦冬、当归、生地、枸杞子、菊花、刺蒺藜、龟板滋补肝肾；青皮疏调肝气。

3. 表邪未尽，向里传变

（1）伤寒变证

病证：太阳表证已罢，而白睛血丝不退，小便短黄或短涩，是因小肠气弱，而又患了太阳经的表虚或表实眼病。转为里虚，是中气不足，小肠与膀胱的气机不利，属伤寒变证。辨证时重在问诊，主要从小便短黄或短涩方面观察。

治则：固中而化太阳之气。

方药：小建中汤。

白芍 18g　桂枝 9g　甘草 6g　大枣 2 枚　生姜 9g　饴糖 15g

方解：方中用桂枝汤，将白芍加倍，再加饴糖，以调和中气；其用方之意在于补虚和里扶正。

（2）太阳表里俱实

病证：白睛血丝细碎红赤，微畏光，无泪，眵多黄硬，日久不愈，脉数而紧，属太阳表里俱实。由于太阳寒邪，伏于阳明经络，而蕴结成热，酿成里实，故微畏光、无泪、眵多而黄硬；寒邪内伏，故血丝细碎红赤、脉数而紧。

治则：解表清里。

方药：麻杏石甘汤。

麻黄 10g　　杏仁 6g　　石膏（先煎）15g　　甘草 6g

方解：方中用麻黄汤去桂枝解表；石膏清里。

结膜炎是多发病、常见病，凡医生都会治疗。但有时一些病例却非常顽固，非仔细辨证而不能愈。下面举两则病案供同道参考。

【病例】

1. 唐某，女，成人。

主症：左眼离廓血丝一缕，腰痛，尿频尿急而黄少（西医诊断：肾盂肾炎）。

病情分析：离廓属小肠，腰为肾之府，太阳与少阴为表里，离廓独显血丝一缕，兼现腰痛，是病属于里，为少阴里证。尿黄少而频急，是病属于热。

诊断：少阴里热目病。

治则：滋阴补肾，清热通络。

方药：导赤散加味。

龟板（先煎）15g　　鳖甲（先煎）10g　　桃仁 10g　　红花 10g　　革

薢 30g　生地 15g　木通 10g　竹叶 10g　甘草 6g　蒲公英 30g

守方服药三周，离廓血丝全消退，腰痛减轻，小腹部有冲热感，舌木，拟用原方加败酱草 30g，寒水石 10g，服 4 剂而愈。

2. 朱某，男，12 岁。

主症：左眼巽廓血丝粗大，眼涩，畏光，左侧耳后疼痛，曾经眼科医生辗转治疗无效。根据巽廓属少阳胆经，涩痛，畏光，血丝粗大属实证。耳后为足少阳胆经循行经过的部位，该处疼痛是胆经气滞不通的表现。

诊断：少阳经目病。

治则：枢转气机，和解表里。

方药：小柴胡汤加减。

柴胡 10g　黄芩 10g　沙参 10g　法夏 10g　青皮 12g　白芍 10g　薄荷（后下）6g　防风 10g　红花 10g　甘草 6g

守方连服 12 剂，诸症悉愈。

八廓的经脉，在一般情况下是隐伏不显的。只有当相应的脏腑病变反映到廓上时，其经脉才显露征象。辨八廓病变是以白睛血丝为凭：一是血丝正居廓位，二是从白睛周边部伸向风轮，三是特别粗大或者独显一二缕。若见满目血丝，而某廓血丝特甚者，多属表证；若某廓血丝一二缕者，则属里证，或属虚证。凡廓上血丝深红紫赤，或紫黑者，皆是相应脏腑中的热甚伤血，血热成瘀的表现。

第三节　春季卡他性结膜炎

本病是以双眼奇痒为特征的过敏性结膜病，有明显的季节性，常在春夏季发病，多见于男性儿童，发病年龄在 6～20 岁之间，病程为

3～5年或更长。中药治疗可以减轻症状，缩短病程，有的还可防其复发。

【病因病机】

本病系属太阳里实。湿热兼夹风邪为患，湿热蕴蓄，日久则易感虫。

【临床表现】

症状：自觉奇痒，如有虫行，用手揉眼或气温转热时，症状加重，并有灼热、羞明、流泪，可有少量黏丝状眼眵。

检查：白睛呈污秽的黄红色外观，翻转上睑，可见排列整齐的肥大乳头，形似石榴子或小石砌成的路面，其表面如涂一层乳汁，并附有黏丝状分泌物，睑板肥厚变硬。缓解期，乳头可平复，但其痕迹仍能清晰见到。

风轮边缘可有圆形或椭圆形或融合成堤岸状的灰白色胶状隆起。

以上两种情况，可以同时出现，亦可单独出现。

【辨证施治】

病证：白睛污秽呈黄红色为湿热之征，湿热蕴蓄脾肺经络则乳头累累。灼热、羞明、流泪为热象，奇痒为有风之证据。日久感虫，则气轮生膜翳。

治则：宣化湿热，祛风杀虫。

方药：三仁汤加味。

苡仁30g　蔻仁10g　杏仁10g　法夏10g　厚朴10g　竹叶10g　通草6g　滑石（先煎）15g　蛇蜕6g　鹤虱15g　芜荑6g　百部10g

方解：方中用苡仁、杏仁、白蔻、滑石、法夏、厚朴、竹叶、通草宣化湿热；蛇蜕祛风；鹤虱、芜荑、百部杀虫。

热重者，加蒲公英、白鲜皮等；风重痒甚者，加防风、僵蚕等；湿重者，加萆薢、地肤子等。

【病例】

1. 彭某，男，15 岁。

主症：双眼发痒、发红、发涩、畏光，历时已有 7 ～ 8 年，每至春夏二季症状即加重。秋季之后，症状缓解，但未痊愈。初用可的松液滴眼效果很好，但久而久之，已无效果，故来院要求中药治疗。检查：双眼视力 1.5，双眼白睛污秽呈灰红色调，在黑睛周围呈灰白色胶状隆起，翻转上睑见其内表面如石子样肥大乳头累累，呈蓝灰色，其上附有透明黏丝状眼眵。

诊断：太阴湿热，夹风感虫。

治则：分解湿热，祛风杀虫。

方药：三仁汤加味。

苡仁 30g　杏仁 10g　蔻仁 10g　法夏 10g　厚朴 10g　滑石（先煎）15g　竹叶 10g　通草 6g　蛇蜕 6g　鹤虱 15g　百部 10g　芜荑 6g　蒲公英 25g

患者服 17 剂而愈。次年春天有小发作，照原方服 4 剂而愈。

2. 刘某，男，7 岁。

主症：双眼发红、发痒、发涩、羞明，历时已有一年余，局部点可的松后好转，但停药后又复发。检查：双眼白睛色暗秽，血丝不多。翻转上睑时，见其内表面乳头肥大如鹅卵石状，排列整齐。

诊断：太阴湿热夹风感虫。

治则：分解湿热，祛风杀虫。

方药：三仁汤加味。

苡仁 25g　杏仁 10g　蔻仁 10g　法夏 10g　厚朴 10g　竹叶 10g　通草 6g　滑石（先煎）15g　蛇蜕 6g　鹤虱 15g　百部 10g　夏枯草 15g

守方服 15 剂而愈。次年春天又有发痒，即服中药 4 剂，未再复发。

第四节　翼状胬肉

翼状胬肉是常见的外眼病，它是睑裂部组织肥厚增生，由眦部向角膜方向生长的三角形赘片，形状像昆虫翅膀，故名翼状胬肉，中医称胬肉攀睛。一般发于内眦者较多，常见于户外工作者，男性多于女性，发病率随年龄而增长，中年以上患者的病变常有进展趋势。

【病因病机】

心肺二经风热壅盛之人，白睛长期遭受风沙、日光和烟尘等刺激，易于致使经络瘀滞而发为本病。

【临床表现】

初起患者无特殊不适，有赤脉一束，自眦角发出，逐渐变肥厚，呈三角形，向风轮伸展，附着于风轮边缘，并向中央方向进行，尖端称为头部，横贯气轮部分称为体部，头和体交界处称为颈部。

若胬肉红赤肥厚头尖，其头部前方的风轮上出现灰白色混浊者，则发展迅速，可以掩盖瞳神，影响视力，甚至限制眼球的转动，发生复视。

若胬肉色淡白而质薄，头部扁平者，证情较稳定，一般不进展，仅侵及风轮边缘。此种为患较轻，患者仅有轻度异物感。

巴蜀名医遗珍系列丛书

【辨证施治】

1.胬肉色白，头平而薄，始终停留于风轮边缘，不向前进行，无特殊不适者不必治疗。

2.胬肉红赤肥厚，头尖且厚，其前方有灰白色混浊，进行较快，有痒涩不适。为风热壅盛，经络瘀滞。

治则：祛风清热，疏经通络。

方药：石决明散加减。

石决明（先煎）25g　草决明25g　荆芥10g　栀子10g　青葙子18g　赤芍15g　麦冬15g　木贼15g　杏仁15g　白及10g　丹皮15g

方解：本方用石决明散祛风清热；杏仁泻肺；白及补肺逐瘀生新；丹皮清心经伏火。

外治：白丁香点眼。

白丁香，即公麻雀屎表面的白色物。制作方法：取成条状的公麻雀屎晒干，取其表面白色部分，不能夹带黑色杂质，研为极细的粉末，调新鲜人乳点于胬肉上，每晚睡前点一次。

此药优点是只腐蚀胬肉，不伤害正常组织，故对局部无刺激。

如胬肉向瞳孔方向发展，有遮挡瞳孔趋势者，当采用手术治疗，术后仍可内服中药，防其复发。

第五节　结膜下出血

球结膜下出血，中医称为白睛溢血，出血部位界限分明，眼无特殊不适，一般在10天左右，即逐渐吸收消退，也有反复发作的，一般预后良好。

【病因病机】

本病多因热客于手太阴肺经，血热妄行，溢于络外，或因外伤、剧烈咳嗽、排便困难等引起。此外，高血压、血液病、妇女逆经等亦可发生。

【临床表现】

白睛上出现鲜红色片状瘀血，边界清楚，亦可扩散到整个白睛，患眼无疼痛、羞明、流泪等不适症状。如因外伤、咳嗽、排便或其他病引起者，可以追述出病史。

【辨证施治】

病证：血受热则妄行，溢于络外，即为瘀血。

治则：清热通络，活血化瘀。

方药：泻白散合桃红四物汤。

桑白皮12g　地骨皮12g　桃仁10g　红花10g　川芎10g　当归10g　生地15g　赤芍15g　甘草6g

如因外伤者，可单用桃红四物汤。若由其他病引起者，除病因治疗外，可酌加散血行瘀之药。

巴蜀名医遗珍系列丛书

第六章　角膜疾病

角膜，中医学称风轮，又名黑睛，内属足厥阴肝经。肝主风木，故风轮疾病多由肝风热邪所致，或风热湿邪为患。前代医籍多以病变形态而命其病名，如风轮赤豆、聚星障（相当于现代医学的疱疹性角膜炎）、花翳白陷（相当于匐行性角膜溃疡）、垂帘翳（相当于沙眼血管翳）、混睛障（相当于角膜实质炎）、云翳、冰瑕翳（相当于角膜瘢痕，薄者称为冰瑕翳，厚者称为云翳）；也有根据病因命名者，如疳疾上目（相当于角膜软化症）、痘疮入眼（相当于牛痘苗性角膜炎）、撞刺生翳（相当于角膜外伤症）等。从以上命名可以看出，历代医家对角膜病是有比较全面认识的，在症状描述上也很生动，治疗方法亦日趋完善。但随着科学技术的不断发展，人们对疾病的认识也逐步深入，前代所列病名已不能概括全部角膜疾病，而中西医理论目前尚未达到统一，又不能用西医的分类法来概括中医，故只能根据中医病理随证施治，达到执简驭繁的目的。后面将根据其病变的深浅程度，由浅到深分别来进行叙述。

角膜位于眼球前端正中，直接与外界接触，易受损伤和感染病菌，故角膜病为临床常见眼病。正常角膜透明而无血管，一旦发生病变，就会出现不同程度的混浊，当其混浊部位在瞳孔区时，就会引起视力障碍；同时，由于角膜无血管，依靠其周围的血管网和房水供给营养，代谢缓慢，抵抗力较差，故病变组织修复较缓慢。角膜有繁密的三叉神经网分布，知觉特别敏感，当其病损时，刺激症状较重。由于以上特点构成了角膜病，不但发病率高，而且危害性大，因此，做好角膜病的防治工作对保护人民健康，促进工农业生产具有重要的意义。

第一节　浅层角膜炎

本病是指病损局限于角膜上皮及实质浅层的一类角膜炎，包括白涩症（类似卷丝状角膜炎、点状角膜上皮脱落）、金疳和风轮赤豆（类似疱性结膜角膜炎）、星翳（类似点状角膜炎）、聚星障（类似单纯疱疹性角膜炎）、暴赤生翳（类似卡他性角膜炎）等。

【病因病机】

1. 厥阴伤寒表实。

2. 厥阴表虚中风。

3. 厥阴里虚受寒。

4. 厥阴里虚，血虚火旺。

5. 厥阴里实，肝有郁热。

【临床表现】

1. 白涩症　自觉症状轻重悬殊：轻者微感卡涩；重者羞明流泪，刺涩难睁，鼻塞眼胀，头痛，视力模糊。肉眼很难找到病灶，如果滴上荧光素，病变部位即显鲜明的淡绿色，其形状为大小不等的卷丝或不规则点状，可以单个出现，亦可多个散在分布或聚集成簇。在放大镜或裂隙灯下观察，其病损只在上皮层。病变时隐时现，此起彼伏，病程迁延，可数周、数月，甚至数年之久，但预后一般良好，愈后不留痕迹。

2. 金疳与风轮赤豆　本症多见于小儿。初起稍感卡涩或稍有磨痛，羞明流泪。检查：常在近风轮边缘之白睛上长 1～2 个粟粒样小泡，周围绕以血丝，呈灰红色半球形突起，继之其顶端溃烂，或逐渐吸收，平复如常，不留任何痕迹，但易复发。小泡可发生于风轮边缘或风轮上，此时羞明，流泪症状较重，甚至发生胞睑痉挛，患儿常以手遮其眼，借以回避光线的刺激。若小泡自风轮边沿渐向中央匐行，并有赤脉伴缠成丛，状如彗星或缠绕如赤豆，愈后常留下点状薄翳，造成视力下降。发于白睛者，称为金疳；发于黑睛者，称为风轮赤豆。

3. 星翳 本症常发于春秋季节，具有流行性，黑睛中央骤起细小星翳、色灰白；伴抱轮红赤，羞明流泪，眼珠涩痛。经过 1～2 周后，红赤渐退，星翳融合成团，状如细小木屑或面包屑，视物模糊；2～3 周后，羞明、流泪、疼痛等症状消退，但翳膜则可持续数周至数月后才逐渐消退，视力才能恢复。

4. 聚星障 常于感冒或其他发热病后或轻度黑睛外伤后数日，眼部出现抱轮红赤、卡涩、羞明、流泪，初在黑睛表层出现灰白色稍隆起针尖大小的半透明混浊点，常排列成行，或聚集成簇；与此同时，在唇、鼻部皮肤，也可有疱疹出现。不久混浊点扩大破损而形成溃疡。并伸出分枝，形成典型的树枝状溃疡，如果再扩展，即可形成花翳白陷，此溃疡再向深层侵犯，则穿破黑睛，形成蟹睛；假若不形成破孔而向周围深部扩展，表层破损渐愈，则可形成混睛障。

本病如早期发现，早期治疗，多能很快痊愈，不留瘢痕。如花翳白陷形成，则疼痛、畏光、流泪等症状突出，至混睛障阶段时，其刺激症状逐渐减轻，而视力障碍突出，且常在治愈后留下翳障。

5. 暴赤生翳 病初起，突然白睛赤肿，甚者胞睑亦肿，刺痒热痛，羞明泪出；继而黑睛生翳，视物模糊，及时治疗，可迅速痊愈，不留痕迹。老年患者，可在黑睛边缘形成溃陷，且有反复发作倾向。

【辨证施治】

1. 厥阴伤寒表实

病证：素体阳气虚弱，风轮起翳障，白睛红赤梗痛，颠顶胀痛欲裂，手足时冷复热。

素体阳气虚弱之人，卫外不固，易感寒邪。厥阴本经，原属风木，木郁不达则痛。厥阴经络与督脉会于颠顶，虚与寒都不会如风那样走窜，只能痛在本经的范围内，故颠顶胀痛欲裂。久病颠痛为虚，暂病颠痛则为寒。厥阴虽寒，而少阳之相火却居其脏，寒邪入侵只伤其经，而未伤其脏，故手足时冷复热。

治则：温经散寒，补血通脉。

方药：当归四逆汤。

桂枝10g　白芍10g　甘草6g　大枣2枚　当归10g　细辛6g　通草6g

方解：本方用桂枝、细辛散寒，温通经脉；当归、芍药补血养营；甘草、大枣温益脾气；木通通利血脉、九窍、关节，用以开厥阴之合，使气能行于肝。

2. 厥阴表虚中风

病证：肉眼观轮廓正常，而突然似有风吹入眼内之感觉，眼内卡涩，胞睑紧闭不敢展视。表虚不固，故无风恶风，系属厥阴表虚中风的现象。

治则：固表安里。

方药：桂枝加芍药汤。

桂枝10g　炙甘草6g　生姜6g　大枣6g　白芍18g

方解：本方在《伤寒论》中的作用是以阴和阳法，起下陷之阳，和不通之络。本眼病借此方是借芍药之苦，同甘草、大枣之甘而达到苦甘化阴，以补肝血；借桂枝、生姜之辛以达表，则风去表得以固。

3. 厥阴里虚受寒

病证： 白睛血丝淡红，黑睛翳障色白而暗滞，冷泪如泉，涕如清水，目痛不剧，颠顶绵绵闷痛，面色苍白，畏寒怯冷，舌淡，苔白，脉细微。

素体阳虚之人，或过用寒凉损伤阳气，风邪夹寒传入厥阴，邪从寒化，邪盛正衰，故表现以上一派虚寒症状。

治则： 通阳散寒，温肝和营。

方药： 吴茱萸汤加减。

吴茱萸 6g　生姜 10g　附片（先煎）10g　桂枝 10g　当归 10g　白芍 12g　川芎 10g　细辛 6g　葱白 15g　甘草 6g

方解： 方中用吴茱萸温肝以散久寒，附片助之；生姜、葱白辛温以行阳气；桂枝、细辛散表里之寒邪；当归、芍药、川芎补血养营；甘草和中。

凡用温热药治疗外障眼病，应当辨证精确，不可草率行事，否则以热助火，遗祸匪浅。

4. 厥阴里虚，血虚火旺

病证： 八廓血丝无常，黑睛生翳不厚，妇女经前眼胀，口中酸涩。

此种证型，单凭眼部表现很难掌握准确，必须结合全身症状进行探讨。涩为酸的变味，大凡口中味涩者，多为肝经病变，结合经前眼胀痛，就可判断为肝经血虚，由虚生火的证候。

治则： 补土植木，清热补血。

方药： 丹栀逍遥散。

柴胡 10g　当归 10g　白芍 15g　白术 10g　茯苓 10g　甘草 3g　薄荷（后下）6g　煨姜 6g　丹皮 12g　栀子 6g

方解： 方中用当归、白芍养血柔肝，煨姜以增其调和之力；柴胡疏肝解郁，薄荷以增调达肝气之功；茯苓、白术、甘草培补脾土；丹皮、栀子以清心热。

5. 厥阴里实，肝有郁热

病证： 白睛血丝满布，黑睛生翳，发涩，羞明，流泪，可兼见头顶痛，口苦，舌红，脉弦等。

肝有郁热，则现厥阴头痛；肝热上攻，则黑睛生翳；木旺侮金，则白睛红赤；口苦，舌红，脉弦均为肝经有热的证据。

治则： 平肝清热明目。

方药： 石决明散加乌贼骨。

石决明（先煎）25g　草决明 25g　赤芍 15g　青葙子 18g　羌活 3g　山栀仁 15g　木贼 15g　大黄 10g　荆芥 10g　麦冬 15g　乌贼骨（先煎）25g

方解： 方中用石决明、草决明、青葙子平肝清热；羌活、荆芥、木贼疏风止泪；栀仁、大黄、赤芍清热，活血，止痛；麦冬养阴生津；乌贼骨退翳。

【病例】

1. 张某，男，46 岁。

主症： 左眼近一年来反复发涩，流泪，鼻塞，眼胀，头顶胀痛。右眼球萎缩，失明多年。曾点可的松、氯霉素、利福平等眼液和口服维生素 C、B$_2$ 等，均无明显效果。检查：视力右无光感，左眼 1.5，左眼白睛不红赤，黑睛三点钟位处有 3 ～ 4 个针头大小的水疱，荧光素着色。舌淡，苔薄白，脉细。

诊断： 厥阴外障，寒滞肝经。

治则： 温经散寒。

方药： 当归四逆汤去大枣，加防风。

桂枝 9g　白芍 15g　甘草 6g　防风 15g　当归 10g　细辛 6g　通草 6g

服 4 剂，诸症皆愈。

2. 雷某，女，52 岁。

主症： 右眼生翳，发涩，疼痛，流泪如泉涌，羞明不敢睁眼，涕清如水，头顶闷胀，已有 3 周。曾服平肝清热的石决明散、清泻肝经实热的龙胆泻肝汤等，但不见好转，头痛、眼痛更甚。检查：右眼白睛坎廓血丝粗大而淡红，相连处黑睛有一塔形白色浮翳伸向中央，且有脉络生长其上。患者体胖，面白少华，舌淡苔白，脉细。

诊断： 厥阴外障，正虚邪实。

治则： 通阳散寒，温肝和营。

方药： 吴茱萸汤加减。

吴茱萸 6g　生姜 10g　附片（先煎）10g　桂枝 10g　当归 10g　白芍 12g　川芎 10g　细辛 6g　葱白 15g　甘草 6g

患者服 2 剂，眼痛、头痛稍减轻，余症同前。守方再服 4 剂，诸症明显减轻，但翳膜未退，视物模糊，微感口干，改服下方而痊愈。

附片（先煎）10g　当归 10g　白芍 12g　川芎 10g　生姜 10g　木贼 15g　乌贼骨（先煎）30g　甘草 6g

3. 饶某，女，34 岁。

主症： 左眼发红，发涩，畏光，流泪两月余。曾局部点病毒灵、疱疹净、利福平、多抗眼液等；口服鱼肝油、维生素 B_1、B_2 等，效果不佳。检查：左眼白睛抱轮红赤，黑睛中央偏鼻侧树枝状翳膜。舌尖红，苔薄黄，脉平。

　　诊断：厥阴外障，肝经郁热。

　　治则：平肝清热。

　　方药：石决明散加减方。

　　石决明（先煎）25g　草决明25g　赤芍15g　青葙子18g　栀子10g　荆芥10g　麦冬15g　木贼15g　蒲公英25g　乌贼骨（先煎）25g　百部10g　芜荑6g

　　服15剂后，白睛红赤消。服24剂，翳变薄。

第二节　角膜溃疡

　　本节包括细菌所致的匐行性角膜溃疡、病毒性角膜溃疡、霉菌性角膜溃疡，以及不明原因的蚕蚀性角膜溃疡等。中医根据病损形态特征，给予不同的名称。如角膜溃疡中央低陷，状如花瓣，边沿不整齐者，称为花翳白陷；角膜溃疡表面覆有油脂状坏死组织者，称为凝脂翳；角膜溃疡深而合并前房积脓者，称为黄膜上冲；溃疡穿孔、虹膜脱垂者，称为蟹睛等，都属本病范畴。

　　【病因病机】

　　1.毒邪外侵，肝火内炽，毒邪深入，致使黑睛溃损，酿成厥阴里热实证。

　　2.肝阴不足，湿热外袭，损及黑睛，酿成厥阴阴虚夹实证。

　　3.厥阴里虚，风邪夹寒传入厥阴，损及黑睛，邪从寒化，酿成厥阴里虚寒证。

　　【临床表现】

　　1.实热　早期常有发涩等异物感，继之头额剧烈疼痛，眼痛羞明，热泪如汤，眵多黏稠，其色黄绿；胞睑肿胀，白睛红赤，抱轮尤甚；黑睛生翳，初为星翳点点，逐渐溃陷呈树枝花瓣状或为陷翳，其表面覆以黄白色油脂状膜。如不及时治疗，或治疗不当，则变证蜂起。溃陷若向四周蔓延，可危及整个黑睛；若向深层侵犯，则可穿破形成蟹睛。由于毒邪深入，神水受灼，则形成黄膜上冲，甚则导致失明。

2. 阴虚湿热 眼痛，羞明，流泪，无眵，白睛抱轮红赤不重，黑睛生翳，溃陷常在边缘；或在中央，但发展较缓慢，时轻时重，病程缠绵，或反复发作，兼见口干心烦，舌红少苔，脉细。或翳膜色污秽，舌红，苔腻，脉滑或濡，此属湿重于热。

3. 厥阴里虚寒 眼痛不剧，涕如清水，冷泪如泉，颠顶绵绵闷痛，白睛血丝淡红，黑睛翳膜溃陷、苍白暗滞，前房积脓色白清稀。或兼见面色苍白，畏寒怯冷，舌淡，苔白，脉细微。

【辨证施治】

1. 风毒之邪初袭肝经

病证： 本症初起，黑睛星翳点点，邪在卫表，法当祛邪固表。如不现三阳表证，黑睛溃陷尚浅，风毒之邪只在肝经，法当清热解毒，平肝退翳，方用石决明散加减。

盖肝为风木之脏，内寄相火，风邪内传入里，极易化热，燔灼肝胆。肝胆火邪炽甚，若热在气分，则现头颠顶、额前疼痛，患眼疼痛剧烈，胞肿难睁，白睛血丝满布、肿胀，黑睛溃陷较深、色白略黄，状如凝脂，泪热如汤等症状。

治则： 凉肝息风，泻火解毒。

方药： 龙胆泻肝汤加减。

龙胆草 6g　柴胡 10g　黄芩 10g　栀子 10g　生地 15g　当归

10g　前仁 10g　蒲公英 25g　羚羊角粉（冲服）06g

方解：方中用龙胆草、栀子、黄芩直泻肝胆实火；前仁引湿热从小便出；当归、生地养肝血；柴胡疏肝；蒲公英、羚羊角清热解毒。

2. 肝热血瘀

病证：黑睛溃陷更深，黄膜上冲，其色深黄，或溃陷向里穿破，蟹睛将形成，瞳神紧小，头痛欲裂，或兼现左侧头痛，属热在血分，肝热血瘀。

治则：凉血化瘀，清热解毒。

方药：犀角地黄汤加减。

生地 12g　白芍 12g　丹皮 10g　犀角（现多用水牛角代，先煎）3g　桃仁 10g　红花 10g　蒲公英 25g　败酱草 25g　石决明（先煎）25g

方解：方中用生地、白芍、丹皮、犀角清热凉血；桃仁、红花活血化瘀；石决明平肝清热明目；蒲公英、败酱草清热解毒。

3. 湿热外袭肝肺

病证：黑睛溃烂，时轻时重，日久不愈，翳陷色污秽，抱轮红赤轻。为湿热外袭，郁结肝肺，热为湿阻，湿重于热。

治则：宣化湿热，清热杀虫。

方药：三仁汤加味。

苡仁 30g　杏仁 15g　蔻仁 10g　滑石（先煎）15g　通草 6g　法夏 10g　蒲公英 25g　乌贼骨（先煎）30g　芜荑 6g　芦荟 3g

方解：方中用苡仁、杏仁、蔻仁、滑石、通草、法夏宣化湿热；蒲公英、芜荑、芦荟清热杀虫；乌贼骨退翳。

4. 湿热入里，肝阴不足

病证： 反复发作，口干心烦，舌红少苔。为湿邪入里，肝阴不足，虚火内炽，湿热交蒸，伤阴劫液。

治则： 养阴，除湿热，杀虫。

方药： 甘露饮加减。

生地 12g　熟地 12g　天冬 12g　麦冬 12g　石斛 10g　茵陈 10g　黄芩 10g　枳壳 10g　枇杷叶 24g　甘草 6g　芜荑 6g　芦荟 3g　蒲公英 25g

方解： 方中用天冬、麦冬、生地、熟地、甘草、石斛养阴清热；茵陈、黄芩清热化湿；枳壳、枇杷叶降逆利气；芜荑、芦荟、蒲公英清热杀虫。

湿热为患，易遭虫蚀，故于方中加入芜荑、芦荟，以杀虫，清肝，明目。

5. 厥阴里虚寒

病证： 因肝胆虚寒，故眼痛不剧、涕清、泪冷、白睛血丝淡红、头顶闷痛。邪从寒化，故黑睛溃陷、苍白暗滞。神水受寒凝滞，故前房积脓、色白而清稀。若兼肾阳虚，则温煦生化功能不足，故面白无华、形寒怯冷。舌淡苔白，亦为虚寒之象；脉细微，为阳虚的表现。

治则： 通阳散寒。

方药： 白通汤加味。

附片（先煎）15g　生姜 15g　葱白 5 根　桂枝 10g　白芍 15g　乌贼骨（先煎）30g

方解： 方中以葱白、桂枝之辛通阳气，姜附之热散阴寒；白芍调和营卫；乌贼骨退翳。共起复阳散寒，补母生子的作用。寒水得化，以温煦肝木，肝不虚冷，诸症即愈。

【病例】

1. 周某，男，30 岁。

主症： 右眼红痛、流热泪、畏光、生翳 5 月余，经多方中西药治疗，效果不显著。检查：视力右有光感，左 1.2。右眼白睛血丝满布，色泽深红，黑睛中央稍偏鼻侧溃陷约 4mm×6mm 大小，其周围混白无华，其里层下方黄膜上冲，平面约 2mm，脓色黄。脉洪微数，舌质微红，苔黄。

诊断： 少阳厥阴目病，肝胆实热。

治则： 清肝泻胆，化瘀解毒。

方药： 龙胆泻肝汤加味。

柴胡 12g　胆草 6g　黄芩 10g　栀子 10g　生地 15g　当归 10g　泽泻 10g　前仁 6g　木通 6g　蒲公英 25g　桃仁 10g　红花 10g　甘草 6g

服上方 5～6 剂时，疼痛和黄膜均开始减轻。上方再加板蓝根 15g，以加强清热解毒之力，又服 6 剂，黄膜全消，疼痛止，溃疡基本平复，视力从光感增至 0.04。改服石决明散加乌贼骨以退翳明目，清其余热，以善其后。

2. 肖某，男，23 岁。

主症： 左眼生翳，红痛，发胀，畏光，流泪一月余。眼痛甚时，伴左侧头痛。关节酸痛，身强，大便溏泻数年。曾服清热解毒药无效。检查：左眼白睛血丝满布，其色不鲜，黑睛正中偏下有灰白色树枝状陷翳，约 5mm×3mm 大小，其周围黑睛昏雾，视力 0.02。脉平，舌苔白腻微黄。

诊断：厥阴外障，热为湿阻。

治则：宣化湿热，解毒杀虫。

方药：三仁汤加味。

苡仁 30g　杏仁 15g　蔻仁 10g　法夏 10g　厚朴 10g　滑石（先煎）15g　竹叶 10g　通草 6g　蒲公英 25g　鹤虱 15g　百部 10g　芜荑 6g

患者连服 20 剂，诸症皆愈，遗留薄翳，视力 0.8。

3. 刘某，男，55 岁。

主症：左眼发红，发痛，生翳，畏光，流泪两月余。曾局部点病毒灵、可的松、氯霉素；口服维生素 AD 丸，维生素 B_1、B_2，肌注庆大霉素等，疗效不佳。检查：视力左眼数指 /40cm，右眼 1.5。左眼白睛发红，尤以抱轮红赤为甚，黑睛中央灰白色树枝状溃陷，约 4mm × 3.5mm。全身兼现口干，干咳无痰，舌红少苔，脉弦细而数。

诊断：厥阴外障，阴虚夹湿。

治则：养阴清热，除湿杀虫。

方药：甘露饮加味。

天冬 12g　麦冬 12g　生地 12g　熟地 12g　茵陈 10g　石斛 10g　黄芩 10g　枳壳 10g　枇杷叶 25g　甘草 6g　蒲公英 25g　芜荑 6g　芦荟 6g

患者服 6 剂后，症状明显减轻。服 19 剂后痊愈，留薄翳，视力 0.5。

4. 李某，女，33 岁。

主症：41 天前，左眼突然生翳，初如针尖大小，很快扩大，眼痛难睁，左侧头部掣痛。在当地服中药后，痛稍减，但白翳不散，继而黄膜上冲。先后服用龙胆泻肝汤、犀角地黄汤、千金苇茎汤加托里排脓之品，并配合西医综合治疗，疗效不显著。患者头顶闷胀疼痛，目痛而不剧烈，流冷泪，畏寒怯冷。检查：左眼视力光感，白睛血丝满布而色淡红，黑睛花翳灰白而深陷，斜掩瞳神，面积约 3mm × 5mm，深陷约 0.5mm，并可染色，黑睛夹层下方黄膜 1mm。脉细微，舌质淡红，苔薄白，面色㿠白。

诊断：厥阴外障，肝经虚寒。

治则：通阳散寒。

方药：白通汤。

附片（先煎）15g　生姜 15g　葱白 5 根

服药 2 剂后，头痛减轻，其余症状同前。再加乌贼骨退翳，服 4 剂后，黄膜减少一半，白睛血丝大减，眼痛亦有减轻，已不怕冷，但流清涕。再加桂枝、白芍，服 4 剂后，眼痛更减轻，头已不痛，仅微昏，黄膜基本退尽，黑睛花翳缩小。视力：手动眼前，自觉眼痒。再加刺蒺藜，服 5 剂后，左眼微痛，白睛微红，黑睛翳创面较前干净，陷度较平满，眼泪变热，自觉眼痒、鼻塞。舌质红，苔薄黄，脉沉细。上方再加苍耳子，服 5 剂后，左眼微痒，基本不红，翳面干净，陷度已基本平满。上方再加木贼，服 5 剂后，眼已不红，溃面愈合，留下瘢翳。视力：数指 /2 尺。

第三节　角膜实质炎

角膜实质炎，中医称为混睛障。病变特点为黑睛部位呈现一片灰白翳障，既非内障，亦非浮翳，漫掩黑睛，混而不清，故名混睛障。本病多发于年轻人，常侵犯双眼，但可不同时发病，其间隔时间可为数周、数月，甚至数年不等。病程缓慢，严重者可遗留永久性混浊。

【病因病机】

多因湿热毒邪，侵犯肝经，郁久伤阴而病损风轮中层；或素为阴虚内热之体，外感湿邪，湿入厥阴肝经而从热化，湿热交蒸，损及风轮中层而发病。

常与梅毒、结核、病毒感染、风湿等病有关。

【临床表现】

本病起病较急，而病程经过缓慢，初起即见抱轮红赤，眼痛流泪，羞明难睁，黑睛中央或自边缘起灰白色翳障，表面无华，如磨砂玻璃状，范围日渐扩大，视物逐渐昏蒙，继而赤脉如毛刷状自黑睛边沿向中央伸入，最后侵及全部黑睛，呈现一片红赤色混浊翳障。此时视力严重障碍，甚至仅存光感。经过数周至数月，黑睛边缘逐渐澄清，然后中心混浊亦慢慢消失，表面光泽逐渐恢复正常。但黑睛中央往往遗留不同程度的翳痕，引起不同程度的视力障碍。

【辨证施治】

1. 热毒偏盛型

病证：症见羞明流泪，眼痛难睁，白睛红赤，抱轮尤甚，整个黑睛呈一片赤红色障翳；兼见口干，大便燥结，舌红，苔黄或黄厚，脉弦数。

治则：清肝泻火，祛瘀通络。

方药：石决明散加减。

石决明（先煎）25g　草决明25g　赤芍15g　木贼15g　青葙子18g　麦冬15g　栀子10g　大黄6g　桃仁10g　红花10g　蒲公英25g　土茯苓25g

方解：方中用石决明、草决明、青葙子清肝明目；木贼疏风止泪；

栀子、大黄泻火；桃仁、红花、赤芍祛瘀通络止痛；蒲公英、土茯苓解毒；麦冬养阴生津。

2. 阴虚湿热型

病证：眼干涩流泪，羞明，抱轮红赤不甚，黑睛呈灰白色混浊，表面无华，如磨砂玻璃状，病程缠绵，视物逐渐昏蒙；兼口干心烦，舌红，苔少，脉细。

治则：养阴清热除湿。

方药：甘露饮加减。

天冬 12g　麦冬 12g　生地 12g　熟地 12g　茵陈 10g　黄芩 10g　枳壳 10g　蒲公英 25g　土茯苓 25g　萆薢 25g　乌贼骨（先煎）25g

方解：方中用二冬、二地养阴清热；茵陈、黄芩清热化湿，枳壳利气；蒲公英、土茯苓、萆薢除湿解毒；乌贼骨退翳。

【病例】

唐某，女，13 岁。

主症：左眼发红，疼痛，流泪，视物模糊 6 个月，右眼相继发病 2 个月。曾在当地用中西药治疗，无明显好转。检查：视力右 0.05，左手动眼前，双眼抱轮红赤，黑睛中央起灰白色翳障，形状不规则，右边界模糊，左边界清楚，表面不光泽，类似毛玻璃，黑睛边沿赤脉如毛刷状伸向中央，左多于右，眼内结构不清。

全身兼现口干口苦，大便干结，小便短黄，舌质红，苔黄，脉弦数。

诊断：厥阴外障，热毒偏甚。

治则：平肝清热，解毒祛瘀。

方药：石决明散加减。

石决明（先煎）25g　草决明 25g　青葙子 18g　赤芍 15g　栀子 10g　荆芥 10g　麦冬 15g　木贼 15g　大黄 6g　桃仁 10g　红花 10g　土茯苓 25g　萆薢 25g

服上方 6 剂后，病情无变化。原方加珍珠母 1.5g，又服 6 剂后，双眼红赤减轻，视力稍有好转，口干、便结等症痊愈，但感眼干涩。改服甘露饮，加土茯苓、萆薢、乌贼骨。服 56 剂，红赤全消，赤脉亦封闭，黑睛遗留薄翳。视力：右眼 0.6，左眼 0.3。改服石决明散加乌贼骨，明目退翳。

第四节　角膜软化症

角膜软化症，是以缺乏维生素 A 为主的高度营养障碍所致的眼病，是眼干燥症的后期阶段。中医称本病为疳疾上目，是小儿疳疾的常见合并症，古人视为恶候。

【病因病机】

多因饮食不节，损伤脾胃；或喂养不当，饮食偏嗜，营养失调；或久病虚羸，脾胃虚弱，运化失常，酿成脾虚肝旺，湿热内蕴，上攻于目，湿热交蒸，易感虫蚀，而发生本病。

见于麻疹期间无原则的忌口和慢性腹泻、小儿原发综合征等慢性消耗性疾病。

【临床表现】

初起之时，眼干涩，羞明，频频眨动，入暮难以辨物，称为雀目。继而白睛枯晦不泽，并于两侧有银灰色三角形斑，黑睛光泽减退；继而出现灰白色混浊，遮掩瞳神，妨碍视力。如果失治，黑睛糜烂破损，甚则溃陷，合并黄膜上冲、蟹睛、旋螺等症，导致失明。患儿常喜合面而卧，不喜抬头，挤眉，咬甲，揉鼻，烦躁不宁。严重者，面黄肌瘦，腹部膨胀，青筋暴露，口臭磨牙，咽干声哑，泻泄，便质腥臭，小便黄浊，或如米泔。此时如不积极调治，则有生命危险。

【辨证施治】

本病是疳疾在眼的局部症状，必须结合全身情况，进行辨证施治。

1. 肝脾血少型

病证： 初起现面色萎黄，白睛干涩，初现雀目，属脾失健运，肝血虚少，目失濡养。

治则： 健脾消食，养肝明目。

方药： 驻景丸加减。

楮实子 15g　菟丝子 15g　枸杞子 10g　车前子 6g　生三七粉（冲服）1.5g　木瓜 6g　山药 15g　鸡内金 6g　山楂 15g　夜明砂 25g　鲜猪肝 30g

方解： 方中用楮实子、菟丝子、枸杞子、车前子滋养肝肾；鲜猪肝以脏补脏；山药、鸡内金、山楂健脾消食；木瓜疏肝；夜明砂明目；生三七粉活血化瘀生新。

2. 脾虚肝旺，湿热蕴蓄

病证： 若雀目已成，眼干涩羞明，频频眨眼，白睛起翳，白同石灰质，面黄肌瘦，精神萎靡，大便稀溏。为脾虚肝旺，湿热蕴蓄，生虫初期。

治则： 杀虫消疳，养肝明目。

方药： 先用四味肥儿丸，消疳杀虫；后用驻景丸加减方，养肝明目。

四味肥儿丸

黄连 15g　芜荑 15g　神曲 15g　麦芽 15g

研为细末，做成水丸，如梧桐子大。1岁每日服6丸，半岁减半，2岁加倍，用白开水调化送下。

黄连 3g　芜荑 6g　神曲 10g　麦芽 15g

水煎服，一日1剂，分3次服。

方解： 方中用黄连清热；芜荑散风除湿，消积杀虫；麦芽、神曲健脾化积导滞。

3. 虫积日久，湿热蒸胆

病证： 双目紧闭，白睛微黄，混涵血色，黑睛白混。为虫积日久，湿热蒸胆，胆汁外溢，肝被虫蚀，肝气不宣，血瘀上攻。

治则： 安脏杀虫。

方药： 乌梅丸。

乌梅 200枚　细辛 65g　干姜 62g　黄连 93g　当归 37g　附片（炒）55g　川椒（炒）37g　桂枝 55g　人参 55g　黄柏 55g

依古法为丸，如梧桐子大，每服3g。随症轻重，酌情加减。

方解： 乌梅丸为厥阴经的总方。《内经》说："必伏其所主，而先其所因，或逆或从，或收或散，随所利而行之。调其中气，使之和平。"这是厥阴病的治法。仲景之方多以辛甘、甘凉为君，独此方用酸收之品者，以厥阴主肝而属木，木生酸，酸入肝，以酸泻之，以酸收之，故君乌梅之大酸，是伏其之所主；佐黄连泻心，佐黄柏滋肾，是先其所因，肾为肝之母；用椒附以温肾，则火有所归，而肝得所养，即先固其本之意；但肝欲散，故以细辛、干姜散之；肝藏血，故用桂枝、当归以引血归经；佐人参以调中气；用苦酒浸乌梅者，是同气相求；在米下蒸，是借谷气；用丸者缓也，缓以治本。本眼病借此方来杀虫安脏。

4. 疳疾深重，脏败垂死

病证：腹泻不止，大便臭而腥，气轮变黄，混涵血色，风轮外突，白兼红乌，盲无所睹，枯瘠变形者，为疳疾深重、脏败垂死的表现。此时补脾毫无功效，必须以杀虫收涩为主。

治则：杀虫退热，除湿止泻。

方药：金蟾丸。

干蛤蟆 10g　胡黄连 6g　鹤虱 6g　雷丸 6g　芦荟 6g　肉豆蔻（去油）6g　苦楝根皮 6g　芜荑 6g　雄黄 3g

研为细末，蜜丸如梧桐子大小，每服 5 丸。三岁以上者，酌情加量。或用：

当归 10g　麦芽 10g　黄连 1.5g　乌贼骨 15g　芦荟 3g　芜荑 3g　肉豆蔻（去油）6g　槟榔 6g

水煎服，一日 1 剂，分 3 次服。3 岁以上者，酌情加量。

第五节　角膜翳

角膜翳为角膜炎变侵犯角膜基质后所形成的瘢痕。其浅在性者，称为角膜云翳；较厚的片状瘢痕，称为角膜斑翳。比较深入和广泛者，称为角膜白斑。中医则有冰瑕翳、云翳和宿翳之称，翳薄明亮如冰如瑕者称冰瑕翳，翳厚如云如雾者称云翳、宿翳。

【病因病机】

为聚星障、花翳白陷、凝脂翳、混睛障、真睛破损等证，未能彻底根治而起；或病势较剧，虽已尽力救治，但仍难免遗留瘢痕。

巴蜀名医遗珍系列丛书

【临床表现】

白睛不红，无羞明流泪，卡涩疼痛等症。唯风轮可见翳痕，或呈点状，或为片状，或厚或薄。如果翳痕掩遮瞳神，则视力减退。若新患日浅者，耐心调治，尚有消退的可能。若年深日久，翳障深沉，纵治亦难尽退。

【辨证施治】

风轮之翳，无热则不起，早期治疗应以清肝明目退翳为主。而日久之翳不得热则不化，当从温涩来化翳。

治则：清肝明目退翳。

方药：石决明散加减方。

石决明（先煎）25g　草决明25g　青葙子18g　赤芍15g　荆芥10g　麦冬15g　木贼15g　栀子10g　乌贼骨（先煎）30g

【外治】温涩化翳。

方药：陈氏家传涩化丹。

赤石脂300g　炉甘石（共研极细）180g　薄荷3g　僵蚕30g　麻黄30g　北细辛15g　蔓荆子30g　紫草20g　龙胆草12g　黄连3g　芦荟3g　草乌12g

水煎去渣，以浸赤石脂、炉甘石，绵纸封贮药器口，日晒夜露。干时再加空青石30g，珊瑚10g，琥珀6g，上血竭3g，珍珠1.5g。研为极细末，每晚取少许点于障上。

翳膜厚者，可加硇砂少许，但不能多加。珍珠应用未经穿过孔者，还须塞入白豆腐内，加水煮2小时，取出合药。

【病例】

1. 张某，男，42 岁。

主症：双眼生翳 6 年，加重一年余。于 6 年前双眼发红，疼痛，流泪，生翳，经多方治疗，2 ～ 3 个月后痊愈，但留下宿翳，尚能模糊视物，生活可以自理。一年前视力又逐渐下降，至今已不能独自行走。检查：双眼视力均为眼前手动，双眼黑睛混浊如磨砂玻璃状，并有赤脉盘绕。

诊断：厥阴外障。

治则：明目退翳。

方药：内服石决明散加减，外点涩化丹，一个月后双眼视力 0.05；50 天后，右眼视力 0.1，左眼视力 0.08，其赤脉大部分封闭，翳膜部分变薄。以后则带药回家，继续治疗。

2. 余某，女，5 岁。

主症：左眼患树枝状角膜炎后留有翳痕已 3 月余。检查：视力 0.1，黑睛中央稍偏鼻侧有一片云翳斜掩瞳神。经内服石决明散加减方，外点涩化丹，一个月后，视力增至 0.4，角膜翳明显缩小和变薄，肉眼几乎不能看见。

第七章　巩膜炎

巩膜，即中医所称气轮（白睛），属手太阴肺经。巩膜炎与中医的火疳、白珠青蓝之症相似。病程缠绵，反复发病，为其特点。患者女多于男。

【病因病机】

由于居住潮湿低洼之地，或感受雾露，或涉水、淋雨，或长期作业于水湿之处等，湿邪阻滞太阴经络，肺气郁遏不宣，而发生本病。或素体阴虚，外感湿邪，蕴结过久，由湿化热而发生本病。

【临床表现】

气轮血络膨胀暴露，颜色暗红，以手试推胞睑，血丝不会移动，疼痛，羞明，流泪。

病变部位可有圆形或椭圆形结节隆起，状如石榴子，颜色紫红，触之疼痛，即为火疳。经过数周之后，结节可变为灰白色，逐渐变平而被吸收，留下青灰色斑。但在白睛他处，又可出现新的结节，此起彼伏，可以围绕风轮形成弥漫性紫蓝色隆起。此时气轮血络膨胀暴露更加明显，即为白睛青蓝。经过数周、数月，甚至数年，红赤逐渐消退，留下瓷样紫蓝色瘢痕。

部分患者，病变可向前蔓延，侵及风轮，形成尖端朝向中心的舌状混浊，即西医称为硬化性角膜炎。病变后期，留下瓷白色翳障。亦可向内蔓延，致使黄仁纹理模糊，神水混浊，日久失治，则黄仁与其后的晴珠粘连，以致形成瞳神干缺，进而造成视瞻昏眇，此即西医称为合并葡萄膜炎。

【辨证施治】

本病总属太阴里实。

1. 湿热困阻，肺气不宣

病证：兼见鼻塞，头胀重痛，胸闷，全身沉重倦怠，四肢关节疼痛，或低热，舌苔薄白或腻，脉濡等症状。为湿热困阻，肺气不宣。

治则：利湿清热，宣肺畅中。

方药：三仁汤加制川乌。

苡仁 30g　蔻仁 10g　杏仁 15g　竹叶 10g　厚朴 10g　法夏 10g　通草 6g　滑石（先煎）15g　制川乌（先煎）3g

方解：方中用三仁汤分解湿热；制川乌除湿止痛。

血络膨胀甚者，可酌加桃仁、红花等活血化瘀之品。

2. 素体阴虚，感受湿邪

病证：素体阴虚，感受湿邪。症多兼见口唇干燥，大便秘结，小便短黄，舌质红，脉细数。

治则：养阴而清湿热。

方药：甘露饮。

天冬 12g　麦冬 12g　生地 12g　熟地 12g　石斛 10g　枳壳 10g　黄芩 10g　茵陈 6g　甘草 6g　枇杷叶 25g

方解：方中用天冬、麦冬、生地、熟地、石斛、甘草养阴清热；茵陈、黄芩清热化湿；枳壳、枇杷叶降逆利气。

【病例】

1. 刘某，女，42岁。

主症：右眼反复发红，胀痛，畏光，流泪一年余。以往口服强的松，局部点可的松眼液及链霉素眼液，症状可以缓解。此次发病两月余，用以上方法治疗无效，改用中药清热除湿剂内服，亦无明显效果，且红痛日渐加剧。检查：右眼白睛颞侧血络膨胀暴露，颜色暗红，并有豌豆大的两处结节状隆起，触之疼痛，相应处黑睛有舌形灰白色混浊。兼现头重痛，胸闷，全身沉重，睡眠不佳，舌苔白腻微黄，脉濡。

诊断：太阴里实目病，湿热偏盛。

治则：分解湿热，兼消瘀滞。

方药：三仁汤加味。

苡仁30g　杏仁15g　蔻仁10g　竹叶10g　厚朴10g　法夏10g　通草6g　滑石（先煎）15g　桃仁12g　红花10g　蒲公英25g

服5剂，疼痛缓解，症状减轻。原方去蒲公英，再服10剂，疼痛止，全身症状明显好转。守方服至32剂，痊愈。

2. 张某，男，28岁。

主症：左眼发红，胀痛，畏光，流泪20余天。发病后，曾局部点可的松眼液、链霉素眼液，口服柳酸钠片少效。检查：左眼白睛颞侧暗红色结节，白睛表层有赤脉纵横，压结节处有疼痛感。兼见脘闷，不思饮食，苔白，脉平。

诊断：太阴里实目病，风湿偏盛。

治则：祛风除湿，活血通络。

方药：三仁汤加味。

苡仁30g　杏仁15g　蔻仁10g　滑石（先煎）15g　厚朴10g　法夏10g　桃仁12g　红花10g　制川乌（先煎）3g

服6剂，脘闷消，饮食恢复正常，眼部症状减轻，服24剂，痊愈。

3. 钱某，女，45岁。

主症：双眼反复发红，胀痛6月余，曾用中西药治疗少效。素来体弱多病，大便常年燥结，口干，少眠。检查：双眼颞上方白睛红赤，左轻右重，右眼红赤区有结节隆起，压之疼痛。舌红少苔，脉细。

诊断：太阴里实目病，阴虚湿热。

治则：养阴清热除湿。

方药：甘露饮加红花。

天冬12g　麦冬12g　生地12g　熟地12g　茵陈10g　石斛10g　黄芩10g　枳壳10g　枇杷叶15g　甘草6g　红花10g

守方服36剂而愈，便结、口干、失眠症状亦大见好转。

巴蜀名医遗珍系列丛书

第八章　葡萄膜疾病

葡萄膜，又名血管膜或色素膜，位居眼球壁的中层。其前部分为虹膜和睫状体，后部称为脉络膜。

虹膜睫状体，中医称为黄仁，又名睛帘、虹彩，位居风轮里层，即角膜之后属足厥阴肝经。

脉络膜属手少阴心经，它的病变往往波及视网膜，故二者病变不易截然分开。在治疗中，凡脉络膜受累的疾病，都应考虑心主血脉这一特点，兼从手少阴论治。

第一节　急性虹膜睫状体炎

按其临床表现特征，中医称为瞳神缩小、瞳神干缺。所谓瞳神干缺，即瞳神失去正圆形，系指炎症所致的虹膜后粘连。

【病因病机】

本病系风热外袭，肝胆受灼，热势上攻，风轮内的精汁不胜热蒸，热邪内窜，损及黄仁而发。

【临床表现】

视力模糊，眼红痛，羞明流泪，头痛常在两侧，至夜尤甚。白睛血丝多在风轮边缘，又称抱轮红赤。黄仁纹理模糊，神水混浊，黑睛内壁下部可有白色点状物附着，瞳神缩小，对光反应迟钝；甚者眼痛拒按，继之黄膜上冲。若日久失治，则黄仁与其后的睛珠粘连，以致瞳神干缺，甚至失明。

【辨证施治】

本病总属肝胆实火，根据病势的深浅，临床上又可分为热在气分和热在血分两种类型。

1. 热在气分者

（1）轻症

病症： 白睛血丝颜色较鲜明，病势较轻浅。初期阶段，视力稍感模糊，眼红痛、羞明、流泪等症状不甚，抱轮红赤轻，神水微浑，黑睛内壁白色附着物不多。

治则： 平肝清热明目。

方药： 石决明散加减。

石决明（先煎）25g　草决明25g　青葙子18g　赤芍15g　荆芥10g　麦冬15g　木贼15g　栀子10g　蒲公英25g

方解： 方中用石决明、草决明、青葙子平肝明目；木贼、荆芥疏风止泪；栀子、蒲公英清热；赤芍活血祛瘀止痛；麦冬养阴生津。

大便结燥者，加酒大黄3g。或用小柴胡汤加减，以清肝胆实火。柴胡10g，南沙参30g，黄芩10g，苏薄荷6g，白芍12g，夏枯草25g，甘草6g。

（2）重症

病症： 眼红痛、羞明、流泪症状较重，抱轮红赤甚，但血丝颜色仍鲜明，神水混浊明显，黑睛内壁白色附着物多，视力亦随之模糊者。

治则： 直泻肝胆实火。

方药： 龙胆泻肝汤。

龙胆草6g　栀子10g　黄芩10g　柴胡10g　生地15g　当归10g　泽泻10g　前仁10g　木通6g　甘草6g

方解：方中用龙胆草、栀子、黄芩直泻肝胆实火；前仁、泽泻、木通引热下行；生地、当归、甘草养血益气；柴胡疏肝。

2. 热在血分者

病症：白睛血丝紫红，黄膜上冲，其色深黄，眼痛甚，头痛欲裂，或血灌瞳神。

治则：清热解毒，凉血散瘀。

方药：犀角地黄汤加味。

犀角（水牛角代，先煎）3g　生地 15g　丹皮 12g　白芍 15g　蒲公英 25g　败酱草 25g

【病例】

1. 刘某，男，21 岁。

主症：左眼红、痛，视物模糊已 3 天。检查：视力右眼 1.5，左眼 0.3，左眼抱轮红赤（++），黑睛后面有灰白色细点状沉着物十余点，神水混浊（++），瞳神缩小，直径约 2mm，眼仁压之有疼痛感。

诊断：厥阴少阳里实目病。

治则：直泻肝胆。

方药：龙胆泻肝汤。

龙胆草 6g　栀子 10g　黄芩 10g　柴胡 10g　生地 15g　当归 10g　泽泻 10g　前仁 10g　木通 6g　甘草 6g

一日 1 剂，同时配合 1% 阿托品点患眼，一日 3 次。

7 天后，症状明显减轻，改用石决明散（石决明 25g，草决明 25g，赤芍 15g，青葙子 18g，栀子 10g，荆芥 10g，麦冬 15g，木贼 15g），连服 5 剂后，痊愈，视力恢复至 1.2。

2. 王某，男，37 岁。

主症：双眼反复红痛，视力减退一年余，用西药治疗好转，10 天前右眼突然红痛，流泪。检查：视力右眼前看手动，左眼 0.5，右眼抱轮红赤（+++），黑睛混浊（+）。黄膜上冲，平面达 1／2 瞳神区，颜色黄白，眼内结构不清。左眼抱轮红赤（+），黑睛内面棕色颗粒状附着物（++），间有少许灰白色小点，瞳神不规则呈梅花状，与晶珠粘连，神水混浊（+）。

诊断：厥阴少阳里实目病。

治则：清热解毒，凉血散瘀。

方药：龙胆泻肝汤加减。

柴胡 12g　龙胆草 6g　当归 10g　生地 15g　蒲公英 25g　木通 6g　犀角（先煎，现多用水牛角代）3g

服上方 9 剂，右眼黄膜全部退尽，余症明显减轻，改服石决明散加减：

石决明（先煎）25g　草决明 25g　青葙子 18g　赤芍 15g　木贼 15g　栀子 10g　荆芥 10g　麦冬 15g　蒲公英 25g

服上方一月余，双眼红消，视力增进，右眼 0.3，左眼 0.9。

第二节　慢性虹膜睫状体炎

本病症状虽轻，而后果往往比较严重，其特点为起病缓慢，病程迁延而起伏无常，常因严重的瞳仁后粘连，以致瞳仁闭锁，最终导致眼内压升高，继发绿风内障。亦可因眼内压低下，而招致眼珠萎缩。多数由于瞳仁部分后粘连而形成瞳仁边缘参差不齐，状若锯齿或梅花瓣，中医称为瞳神干缺。

【病因病机】

本病病因极为复杂，可由热邪上攻，肝胆受灼；或湿热蕴结，损及黄仁；或急性期失治，迁延而发为慢性；或肝肾亏损，虚火上炎，而发为本病。

【临床表现】

1.眼痛可以很轻微，仅有不适感；亦可有明显的疼痛拒按，入夜尤甚，前额和太阳穴疼痛，羞明流泪，视力模糊，自觉雾蒙，用手擦拭无分泌物，部分患者可有眼前黑花浮动。检查：抱轮红赤，轻者呈淡红色，重者呈紫红色。黑睛里层有细小或粗大灰白色点附着，亦可间有棕褐色颗粒。

2.神水可清亮，或轻混浊，少有重度混浊者，黄仁与晶珠粘连，是本病的突出症状。由于粘连的部位和程度不同，可以造成瞳仁各式各样的畸形。迁延日久，每因瞳仁闭锁（瞳仁缘呈环状与晶珠粘连）或膜闭（瞳仁缘呈环状与晶珠表面的机化物粘连）而导致前后房神水通路阻塞，神水瘀积于后房，致使黄仁膨隆前凸；假如黄仁周边亦形成广泛粘连，则黄仁不形成膨隆，但两者均可造成眼内压升高，而引起绿风内障。如果黄仁受病损严重，神水分泌减少，又可形成眼内压降低，而致眼珠萎缩。由于晶珠失养而产生圆翳内障，渗出物可到玻璃体中而成云雾移睛。重症可波及脉络膜，而成视瞻昏眇。

【辨证施治】

由于致病原因和病势转归上的差异，临床上大致可以分以下三种类型：

1. 肝胆实热型

病症：除以上共通的临床表现外，还有眼仁胀痛，干涩不适，口苦咽干，便秘，舌红，苔黄，脉弦数。相当于急性发作后的小发作期。

治则：平肝清热明目。

方药：石决明散。

石决明（先煎）25g　草决明25g　青葙子15g　赤芍12g　栀子10g　木贼10g　荆芥10g　麦冬12g　羌活3g　大黄10g

大便不燥者，去大黄；兼阴虚者，去羌活；热重者，加蒲公英；合并绿内障者，加钩藤、蛇蜕、羚羊角；合并云雾移睛者，加丹参、郁金；合并视瞻昏渺者，应参照"全葡萄膜炎"治疗。

2. 湿热蕴结型

病症：除一般临床表现外，还有病程缠绵，白睛血丝不鲜明，反复黄膜上冲，兼见口腔、阴部溃烂，皮肤易长脓疱、红斑，关节疼痛，舌红苔腻，脉滑数或濡等。

治则：若湿重于热者，当除湿清热，使湿热得以分解；若阴虚湿热者，当养阴清热、利湿化浊。

方药：湿重于热者，用三仁汤加味；阴虚湿热者，用甘露饮加减。

三仁汤加味

苡仁30g　杏仁15g　蔻仁10g　滑石（先煎）15g　法夏10g　竹叶10g　通草6g　厚朴10g　蒲公英25g

甘露饮加减方

麦冬12g　天冬12g　生地12g　熟地12g　茵陈10g　石斛10g　黄芩10g　枳壳10g　萆薢25g　夏枯草25g

3.肝肾阴虚，虚火上炎型

病症： 白睛红赤较轻或不红，时感眼痛，瞳神干缺，眼干涩昏花；兼见口干咽燥，虚烦不眠，腰腿酸软，舌红，脉细。

治则： 平肝补肾。

方药： 石决驻景各半方加味。

石决明（先煎）25g　草决明25g　青葙子18g　赤芍15g　楮实子25g　菟丝子25g　茺蔚子18g　枸杞子15g　木瓜15g　丹参25g　怀牛膝15g　蒲公英25g

方解： 方中用石决明、草决明、青葙子平肝清热明目；楮实子、菟丝子、枸杞子滋肝补肾明目；赤芍、丹参、茺蔚子、怀牛膝活血化瘀；木瓜疏肝；蒲公英清热解毒。

失眠者，加夜交藤25g；口干者，加玄参10g。

【病例】

1.袁某，男，42岁。

主症： 双眼反复发红10余年，视力逐渐减退，左眼失明4年余。于10年前双眼即反复发红，初视力尚好，每次发作点眼药水后，症状即可缓解。4年前，双眼红痛，畏光流泪，左重右轻，病程持续半年，经局部点阿托品、可的松、氯霉素，口服强的松、解热止痛片，肌肉注射青、链霉素等治疗后，右眼炎症得到控制，遗留虹膜后粘连，视力0.8，左眼球日趋萎缩而失明。

5天前，右眼突然红痛，视力明显减退至眼前手动。发病以来，每日结膜下注射散瞳合剂，瞳孔仍小如针头，结膜下注射及口服大剂激素效少。检查：左眼仁萎缩。右眼白睛红赤（+++），黑睛混浊（++），前房浅，黄仁纹理不清，脉络扩张，瞳神环状后粘连，黑睛内面下部有灰白色及棕色颗粒状渗出物附着，神水不清，眼底不能窥视，眼压右10／5＝52mmHg。

诊断：厥阴少阳里实目病。

治则：泻肝清热，祛风明目。

方药：龙胆泻肝汤加减。

柴胡12g　龙胆草6g　栀子10g　当归10g　生地15g　前仁10g　泽泻10g　钩藤15g　珍珠母（先煎）25g　蛇蜕6g　麻黄6g

服上方6剂后，眼红痛大减，眼压降至20.55mmHg，白睛红赤减轻，黑睛转清亮；改用石决明散，去羌活、大黄，加钩藤、蛇蜕、麻黄、蒲公英，服12剂，白睛血丝全消，视力0.3；改服石决明散，去羌活、大黄，加丹参、郁金、蒲公英，两月余，视力恢复至0.9，症状全部消失，瞳仁粘连如故。追踪观察一年余，未见复发。

2. 喻某，男，45岁。

主症：双眼反复发虹膜睫状体炎已有9年。于9年前右眼发红疼痛，经当地医院检查，诊断为急性虹膜睫状体炎，用激素等药治疗后右眼炎症控制。以后双眼反复发作，每次用激素、中药等综合治疗后，视力基本恢复正常。4年前的春天，左眼发病，症状时轻时重，持续不愈，曾去上海某医院检查病因，未得诊断结论。当年冬天，突然出现黄膜上冲，相继出现口腔溃烂。自此以后，病情发作逐渐频繁，每次发作几乎都要出现黄膜上冲和顽固性口腔溃烂。此时用甘露饮加减方内服，配合局部点可的松、阿托品眼液，症状很快控制，矫正视力右眼1.5，左眼1.0，未遗留瞳神干缺，晶珠表面遗留少许棕色颗粒，神膏中少许棕色素小点，眼底正常。此后三年，仍有小型发作，均用以上方法以控制症状，视力保持原状。

第三节　后部葡萄膜炎

由于葡萄膜的解剖学特点，前后葡萄膜炎实际上并无明显的界限，病变无论起自前部的虹膜睫状体，抑或后部的脉络膜，迟早总要波及整个葡萄膜，很少有长期孤立存在的情况。因此，临床表现也十分错综复杂，治疗时不可机械行事。基于此，无论葡萄膜炎的类型多么复杂，中医总是按照其临床表现来进行辨证施治的。如果临床表现以前葡萄膜炎为主，就按前部葡萄膜炎来辨证施治，炎症以后部为主，就按照后部葡萄膜炎来进行治疗。如果表现为全葡萄膜炎时，治疗方面就应二者兼顾。此外，由于脉络膜的病变常波及视网膜，故在治疗时，应当兼顾视网膜所属的肝、肾两经。

【病因病机】

后部葡萄膜炎的病因比较复杂，现将临床常见的几种病因归纳于下：

1. 外感寒邪，内有湿滞。表邪未尽，传入太阴之府，膀胱气机不利；少阴虚寒，水湿潴留。

2. 少阴里虚，肾精亏损，真元不足，目失涵养；或肾阴不足，心火扰动，心肾不交。

3. 肝有郁热，肾阴不足，肾虚肝旺，虚实错杂。

【临床表现】

临床上根据病变的范围和形态，大致可以分为三种类型：

1. 播散型　眼底镜下可见大量分散的炎性病灶，分布在整个眼底的网膜血管之下，初为灰黄色圆形松软的小型斑点，视网膜混浊和水肿，同时在病灶周围出现广泛的色素增生。随着炎症反应的消退，脉络膜病灶的边界逐渐变清晰，颜色由红黄色变为淡白色，周围被黑色点状色素所环绕，最后使眼底呈现散在岛屿状或花斑状的典型萎缩性变化。

2. 局限型 病灶局限于某一定的部位或区域。根据病灶所处的地位，又可分为中心性、旁中心性和周边性等类型。

3. 弥漫型 由于致病因素的增加，或机体抵抗力降低，则分散的病灶可以逐渐融合，形成大面积脉络膜的弥漫性炎症。

由于脉络膜对外层视网膜直接供应营养而致脉络膜病变，常造成视网膜外层的营养障碍和病损而形成脉络膜视网膜炎。

在自觉症状方面，视力障碍的程度与病变的部位关系密切，以黄斑区损害对视力的影响最大，一般则症状不突出。部分患者在病变初期，可有闪光或火花等幻觉，或眼前有灰黑色暗点。如果玻璃体有渗出性变化时，则眼前可有黑花飞舞。

【辨证施治】

本病按照中医的辨证施治原则，大概可以分为以下三型：

1. 内外合邪

病证：视物昏花，眼珠深部疼痛，引起后脑痛，口干不欲饮，小便不利，舌苔白腻或白厚，脉濡缓。检查：视网膜混浊，水肿，网膜血管之后有软性渗出性病灶，或者渗出性视网膜脱离。此为太阳少阴合病，表有寒邪未解，膀胱之气不化，内有湿滞的表现。

治则：温经散寒，化气行水。

方药：五苓散加羌活。

桂枝 10g 羌活 6g 猪苓 10g 茯苓 10g 白术 10g 泽泻 10g

方解：本方用桂枝为主药，温通阳气，发表利水；白术导湿强脾；茯苓、猪苓、泽泻淡渗利水；羌活搜风止痛。总的方义：恢复膀胱气化功能，使小便通畅，引导水湿从下窍出，则体内水气得以化解。

2. 肾精亏虚，真元不足

病证：视物昏花，眼前如有蛛丝细线飘动或蚊蝶飞舞，或兼腰脊酸软，面色如常或淡白无华，舌脉正常或舌淡苔薄白，脉细弱。检查：玻璃体混浊，脉络膜、视网膜软性或硬性渗出病灶；或有出血，色素增生紊乱；或有灰白色萎缩斑等。此为少阴里虚，肾精亏虚，真元不足。

治则：补肾填精，培补真元。

方药：驻景丸加减方。

楮实子25g　菟丝子25g　茺蔚子18g　木瓜15g　枸杞子15g　五味子6g　寒水石（先煎）10g　前仁10g　河车粉（冲服）10g　生三七粉（冲服）3g　芡实25g

方解：方中用楮实子、茺蔚子、菟丝子、枸杞子、前仁以补肾益精；五味子、芡实以收纳脾肾之气，益精明目；木瓜调理肝经气机；河车粉培补真元；寒水石抑河车粉之温；生三七化瘀生新。

若兼现大眦胀痛、心烦、失眠者，为心肾不交，加黄连、肉桂、远志；若兼现眉头、项背、后脑痛，无热者，为风邪闭阻太阳经脉，加羌活、防风、川芎；若兼现耳鸣或听力下降者，为肾气虚，加泡参、骨碎补、石菖蒲；眼珠隐隐胀痛，或有压痛，为兼夹肝热者，去河车粉，加龙胆草、石决明、夏枯草；眠差者，加夜交藤、枣仁。

3. 虚实错杂

白睛红赤时隐时现，眼痛、头痛、畏光、流泪时发时止，视物昏花。检查：黑睛后沉着棕色和灰白色相间出现，瞳神干缺，玻璃体混浊，脉络膜、视网膜有渗出性病灶或萎缩性病灶。此为太阴、少阴、厥阴三阴合病，为肾虚肝热的表现。

治则：攻补兼施。

方药：龙胆泻肝汤驻景丸各半方。

柴胡 12g　龙胆草 6g　生地 15g　当归 10g　栀子 10g　黄芩 10g　楮实子 25g　菟丝子 25g　茺蔚子 18g　枸杞子 15g　木瓜 15g　生三七粉（冲服）3g　蒲公英 25g

热重者，红痛明显，用龙胆泻肝汤加蒲公英。湿重者，渗出、水肿明显，加苡仁、豆卷、茯苓、萆薢等利湿消肿。

【病例】

唐某，女，42 岁。

病证：一年前感冒发烧，头痛，呕吐，次日清晨即感眼胀，视物模糊，经某医院检查，诊断为葡萄膜炎，用激素等综合治疗后，炎症即消失。但当激素减量时，它又复发，如是者再三，逐渐出现耳鸣、耳聋、眉毛、睫毛、头发变白，额部出现白癜风。由于长期内服激素，面部呈满月脸，疲乏，月经紊乱。检查：双眼轻度抱轮血丝，黑睛粉层状后沉着：右眼（++），左眼（+）；神水混浊双眼（+），双瞳神干缺；玻璃体混浊：右眼（+++），左眼（++）；眼底模糊；视力：右数指 /30cm，左 0.1。

诊断：三阴目病。

治则：泻肝补肾，活血化瘀。

方药：龙胆泻肝汤驻景丸各半方加丹参、郁金、蒲公英、黑豆。

激素逐步减量，一月后停药。服中药 2 周后，双眼血丝消退，黑睛后沉着逐渐减少，玻璃体混浊开始吸收；视力开始好转：右眼 0.06，左眼 0.2；全身症状亦有改善。服中药 3 个月后，视力明显好转：右眼 0.5，左眼 0.9；眼前节炎症全消，玻璃体混浊明显减轻，眼底可见，呈晚霞样改变。听力恢复，毛发开始转黑。此后曾有两次反复，均采用中药加短期足量激素而得到控制；视力维持在右眼 0.6，左眼 0.8 左右。追踪观察 2 年，无大变化。

第九章　白内障

本病为水轮疾病，系瞳神内面的晶珠变混浊。据历代医书所载，本病名目繁多，如圆翳、冰翳、滑翳、涩翳、浮翳、沉翳、横翳、散翳、偃月翳、白翳黄心、黑水凝翳、枣花翳等，实乃同症异名，只是在病变阶段、程度和形态上有所差别而已，目前中医统称为圆翳内障，它与老年性白内障类同。由外伤所致者，称为惊震内障；先天性者，称为胎患内障。

【病因病机】

1. 少阴里虚，精气不收，真元不足，无力以化母气，肺金不化，结聚在瞳神之中，酿成内障。

2. 阴虚湿热，晶珠失养，湿热熏蒸，晶珠逐渐混浊变白。

3. 刺、撞、爆炸等外伤致晶珠破损，神水侵扰，逐渐混浊变白。

4. 先天禀赋不足，脾肾两虚而致胎患内障。

【临床表现】

初起视物昏花，如隔轻烟薄雾，或眼前现黑花，形如蚊蝇飞舞，日渐加重，以致仅存光感，可一眼先患，或两眼同病。

检查：初期晶珠边缘呈隐隐淡白，形如枣花，或如油点浮于水面，视力多无明显影响，此时称为初发期；继则晶珠灰白膨胀，混浊随之增加，黄仁被压向前方，以致前房变浅，用灯光由侧面斜照时，晶珠上尚有新月形暗影，此时称为膨胀期，视力明显下降。日久晶珠混浊呈银白色，前房恢复正常，暗影消失，视力仅有光感，此时称为成熟期。终则晶珠缩小，翳如冰棱沉于深部，前房变深，此时称为过熟期。也有初起在晶珠核心混浊，颜色呈黄褐色，逐渐向周边发展，终呈黑褐色内障

巴蜀名医遗珍系列丛书

者。惊震内障一般发展迅速，亦有晶珠破损很小，只形成部分混浊，不发展至全部混浊者。胎患内障，形状多样，大多静止不变，也有出生之后继续发展，终成圆翳内障者，且多合并其他先天畸形。

【辨证施治】

本病病程漫长，一旦发生混浊，消退十分困难，故服药治疗宜在早期进行。已发展成熟者，服药一般无效，宜手术治疗。

圆翳内障总的病机，为肾脏之精气不收，坎中肾气不足，无力以化母气。

治则：抑母宁子。

方药：陈氏金水丸。

净茨菇（荸荠）粉 300g　玄参 120g　白及 120g　百草霜 120g
升麻 30g

研为细末，茨菇汁或水为丸，如梧桐子大。每服 6g，每日 3 次。

方解：方中用茨菇除实热；百草霜化积滞；玄参养肾水；白及逐肺经之瘀；升麻载药上行。共同功效为除热化积，生水逐瘀。

如果兼现头昏、耳鸣、腰膝酸软、脉细弱者，属肝肾不足。宜滋补肝肾，佐以汤药驻景丸加减方。

若兼见眼干涩、烦热、口臭、大便不畅等症者，属阴虚湿热。宜养阴清热除湿，佐以甘露饮。

若见头痛目涩、口苦咽干、脉弦数者，属肝经风热。宜平肝祛风清热，佐以石决明散煎汤服。

【病例】

1. 赵某，女，65 岁。

主症：眼前黑影飞舞，形似苍蝇翅膀，扰乱视线，眼睛逐渐昏花，右眼已有半年，左眼一月有余。检查：视力右眼 0.1，左眼 0.5；外眼正常，裂隙灯下，双晶珠混浊状如枣花；右眼已达瞳神中央，左眼小瞳下已可见混浊。眼底检查，右眼底模糊，左眼底正常。

诊断：圆翳内障，少阴里虚，肺金瘀滞。

治则：生水逐瘀，除热化积。

方药：金水丸 15g，一日 1 次。同时间断服驻景丸加减方，以滋补肝肾。半年后复查：视力右眼 0.5，左眼 1.0；晶状体混浊似无明显改变。

2. 邓某，女，57 岁。

主症：双眼视力疲劳两年余，戴老花眼镜亦不能缓解症状，且逐渐加重。近来引起头痛，眼胀，故来院求治。检查视力：右眼 0.3，左眼 0.1；矫正：右眼 0.3，左眼 0.4；近视力：双眼 0.2，矫正 0.3。双外眼正常，裂隙灯下双晶珠混浊如车轮状，周边明显，愈向中央愈轻，眼底尚可见，轻度豹纹状改变。

兼症：口干苦，眼干涩，睡眠不好，大便不成形，舌红少苔，稍有裂纹。

诊断：圆翳内障，阴虚夹湿热。

治则：养阴清热，除湿散结。

方药：甘露饮加味。

天冬 12g　麦冬 12g　生地 12g　熟地 12g　茵陈 10g　枳壳 10g
石斛 10g　黄芩 10g　枇杷叶 15g　甘草 6g　蒲公英 25g　珍珠母 25g

煎汤送服金水丸，每日服汤药 1 剂，金水丸 15g，连服 1 个月。视力好转：右眼 0.5，左眼 0.6；口、眼已无干涩感，且头痛眼胀、睡眠、大便均有好转。改用金水丸常服，2 个月后复查视力：右眼 0.8，左眼 0.7；后因缺药停服，视力略有下降：右眼 0.6，左眼 0.7；晶体无明显变化。

3. 马某，男，15 岁。

主症：左眼被弹子击伤后 1 个月，左眼发红、胀痛，视力 0.6。经治疗后，红痛消退，但视力逐渐下降，至今已不能数指。检查：左眼瞳神散大，且呈梨形，晶珠呈灰白色混浊，眼底不能窥视，视力光感、光定位、色觉尚好。

诊断：惊震内障，肝胆郁热。

治则：平肝清热，化结散瘀。

方药：金水丸合石决明散方。

净茨菇粉 300g　玄参 120g　白及 120g　百草霜 120g　升麻 30g　石决明 250g　草决明 250g　荆芥 100g　赤芍 150g　麦冬 100g　栀子 100g　木贼 150g　青葙子 180g　空青石 150g

共研细末，作散剂内服，每次 15g，一日 3 次。连服 3 个月，晶珠大部分吸收，瞳神中央变清亮，可见眼底，矫正视力 1.0。

第十章　青光眼

青光眼，中医称绿风内障，是一种以眼内压增高为特征的眼病。正常的眼球经常保持一定的紧张度，这种紧张度是由眼内容物对于眼球壁所加的压力形成，这种压力称为眼内压。正常眼内压在10～21mmHg之间。影响眼内压的因素极为复杂，主要是受房水和眼球内血流量的影响，尤其是房水的产生和排出的平衡，直接影响眼内压的稳定性。房水主要由睫状突产生，它的循环路径是先到后房，通过瞳孔而流入前房，再由前房角进入静脉系统。其中任何一个环节异常，均可造成眼内压增高，中医称这个现象为神水瘀滞、玄府闭塞。玄府是组织间的最小气道（或窍道）。

临床上将青光眼分为原发性、继发性和先天性三大类，中医则多按致病原因分型论治。

【病因病机】

本病多由忧思忿怒，情志内伤，肝胆风火上扰；或劳神过度，真阴暗耗，虚阳浮越，脏腑失调，气血失和，造成神水瘀滞、玄府闭塞所发。

【临床表现】

青光眼的临床表现复杂多变，为叙述方便，做如下分型：

1. 肝经风火型　头痛如劈，目胀甚，按之坚如石；伴恶心呕吐，抱轮红赤，黑睛昏暗，瞳神散大，突然昏盲。脉弦数有力，舌红苔黄，古人称为雷头风。眼压多在50mmHg以上。此时在裂隙灯下观察，可见黑睛呈雾状水肿，内壁可有色素沉着，黄仁水肿，隐窝消失。此属急症，

巴蜀名医遗珍系列丛书

当急治之。其转归有三：①如果治疗及时，以上症状很快缓解，眼压逐渐下降至正常，视力可以逐渐恢复。②反复发作或未经有效治疗，则转为慢性，迁延不愈。③眼压过高，而又未及时得到治疗，则可在短期，甚至数日内失明。此型相当于闭角型青光眼急性充血性发作期。

2. 肝血不足，虚风内动型　头痛眼胀可以耐受，时有抱轮红赤但不甚，视物昏雾，虹视现象时轻时重，或瞳神散大，瞳神渐变绿色，古人称为绿风内障。眼压多在 30～50mmHg。兼见头眩，精神倦怠，情绪抑郁，胸闷纳少，脉弦细。此型相似于闭角型青光眼亚急性发作期。此时如果在裂隙灯下检查，则可黑睛轻度水肿，前房变浅，黄仁向前膨隆。如果再做前房角镜检查时，则可进一步发现此类青光眼的房角极窄，全部或大部关闭。初期眼底视头正常，如果眼压经常升高，视神经乳头被压迫而形成杯状陷凹，血管从其边缘呈屈膝状爬行，使循环营养障碍而致视乳头逐渐苍白萎缩，视野逐渐缩小，最后完全失明。

3. 肝肾阴虚型　视物昏花，时有虹视，瞳神散大，视力递减，触之眼珠微硬，头昏耳鸣，肢体酸软，神倦脉弱，口干舌红，属少阴厥阴里虚。此型相当于开角型青光眼和某些非充血性闭角型青光眼。初期自觉症状很不明显，当病变进行到一定程度时，患者方感头痛、眼胀、视物轻度模糊；调节机能减退，容易产生眼疲劳，休息后症状往往自行消失，患者常认为由于劳累所致。当眼压波动较大或眼压水平较高时，可以出现虹视和雾视，晚期视野、视神经、视网膜血管的改变同第二型所述，最终完全失明。

【辨证施治】

1. 肝经风火型　根据内眼组织与六经相属学说，角膜、虹膜、睫状体以及前房均属足厥阴肝经；房水属足少阳胆经。故本病与肝胆二经功能失调有密切关系。肝主疏泄，有疏达气机，发泄壅滞的作用。如果患者素有痰火，风热潜伏，因于暴怒，致使气机阻滞，神水瘀阻，玄府闭塞，风火上攻，发为本病。此属足厥阴肝经里实证。

治则：清热泻火，息风利窍。

方药：陈氏息风丸。

赤芍 30g　紫草 30g　菊花 30g　僵蚕 30g　玄参 30g　川芎 20g　桔梗 15g　细辛 15g　牛黄 1.5g　麝香 0.3g　羚羊角 12g

研为细末，水丸，每次 10g，一日 3 次；或减量后煎汤，一日 1 剂，分 3 次服。

方解：方中用赤芍、紫草清血热；川芎行气活血；菊花、僵蚕清风热；桔梗宣通肺气，载药上行；玄参补养肾阴；细辛走表，使病能从表达；羚羊角平肝清热息风；牛黄、麝香祛痰利窍。

亦可用龙胆泻肝汤加麻黄、蛇蜕，以泻肝祛风开玄府。

2. 肝血不足，虚风内动型　阴虚血少之人，忧思忿怒，情志内伤，脏腑失调，气血失和，以致气机阻滞，肝气郁结，郁而化热，热盛生风，风热气火上扰，神水阻滞，玄府闭塞。

治则：养血息风开窍。

方药：沈氏息风汤。

犀角（先煎，水牛角代）1g　沙参 30g　黄芪 15g　天花粉 15g　生地 12g　当归 12g　麻黄 6g　蛇蜕 6g　钩藤 15g　防风 15g

方解：方中用水牛角、防风、钩藤、蛇蜕平肝息风；当归养血，但恐其燥，故佐生地以平之；麻黄开窍，通玄府；黄芪固表，则麻黄不至发汗；取天花粉能除内热，取沙参能补五脏。

轻者，可用石决明或珍珠母 30g 代替犀角；兼恶心呕吐者，加藿香

15g，草豆蔻 10g；重者，将水牛角改为羚羊角 1g。

3. 肝肾阴虚型　因痰火、气怒、头风损伤真阴，或忧思抑郁，或灯下久看细字损伤真阴，真阴不足，则生邪火，邪火上冲，胆精亏耗，风轮失其濡养，不能约束瞳神收缩，故瞳神散大；目系失养则视物昏花，邪火引动肝风则现虹视。

治则：滋阴泻火。

方药：空青丸去细辛加寒水石。

空青石 60g　石决明 30g　知母 60g　生地（姜汁制）60g　前仁30g　防风 60g　北五味 30g　寒水石 60g

研为细末，蜜丸，每次 10g，每日 3 次。

方解：方中用空青石益肝气；石决明泻肝热；知母、寒水石清肾火；生地、前仁滋肾阴；防风散头目中之风邪滞气；五味子以敛瞳孔；生地用姜汁制则不妨胃纳；去细辛，恐其过于表散。

同时，可以间服驻景丸加减方，以滋补肝肾，益气生精。

【病例】

1. 彭某，女，82 岁。

主症：头痛、眼胀、视物雾蒙两周。14 天前，因剧烈头痛，珠胀，恶心呕吐，经某医院急诊，诊断为急性充血性青光眼，住院治疗。用匹罗卡品点眼，口服醋氮酰胺，静脉滴注甘露醇，眼压下降复又上升。由于患者年老体弱，不能胜任手术，再服醋氮酰胺，感胃痛纳差，乃劝其出院，故来我院要求中药治疗。检查视力：右眼 0.02，左眼光感。双眼白睛红赤，黑睛混浊，内壁有色素小点，前房极浅，瞳神散大，左晶珠前壁有白色斑点，眼底窥视不清。眼压：右眼 49mmHg，左眼71mmHg。口干少津，舌红苔薄黄，脉细弦。

诊断：绿风内障属厥阴肝经里实目病。

治则：平肝泻火，息风利窍。

方药：陈氏息风丸加减方。

菊花 15g　僵蚕 12g　玄参 10g　赤芍 15g　川芎 6g　桔梗 6g
细辛 6g　羚羊角粉（冲服）0.6g　麻黄 6g　乌梢蛇 10g

继续用匹罗卡品点眼，余药暂停。进中药 6 剂，头痛眼胀减轻，右眼血丝消退，左眼减轻。视力右眼 0.1，左眼光感。眼压：右眼 30mmHg，左眼 59mmHg。食少纳差，故原方再加炒谷芽 25g，炒麦芽 25g。服药 6 剂，头痛眼胀已不明显，但感头晕。视力：右眼 0.2，左眼光感。右眼黑睛清亮，前房恢复，瞳神药物缩小，左眼血丝消退，黑睛欠清，前房仍浅，余况同前。眼压：右眼 22mmHg，左眼 49mmHg，改服沈氏息风汤收功。

2. 胡某，女，46 岁。

主症：双眼发胀，右眼视力减退两个月，多次查眼压均在 24～28mmHg。双眼屈光不正，左眼自幼高度近视。检查视力：右眼 0.06，戴镜 0.6；左眼手动，戴镜不增加视力。双外眼正常，左玻璃体细网状混浊，双眼视网膜血管向鼻侧移位，但视乳头无明显青光眼杯状改变，左眼底 −25D 看见，为高度近视性改变，黄斑区视网膜、脉络膜退变萎缩。24 小时眼压：右眼最高 31mmHg，最低 17mmHg；左眼最高 30mmHg，最低 12mmHg。视野：右眼上方 5°，鼻侧 30°，下方 35°，颞侧 60°～65°。左眼不能查。

诊断：绿风内障属肝血不足，虚风内动。

治则：平肝息风，养血开窍。

方药：沈氏息风汤加减。

珍珠母（先煎）30g　　乌梢蛇 10g　　麻黄 10g　　天花粉 10g　　黄芪 15g　　当归 10g　　生地 15g　　防风 15g　　钩藤 15g　　牛膝 12g　　姜黄 10g

同时配以 1% 匹罗卡品液点双眼，一日 3 次。初期，眼压仍波动在右 17 ～ 38mmHg 之间，左眼压在 15 ～ 28mmHg 之间，且随情绪波动或失眠，一度高达右眼 43mmHg，左眼 31mmHg。两个多月中，随症多次调整药方，眼压仍有波动，遂改服下方：

柴胡 10g　　羚羊角粉（冲服）0.6g　　珍珠母（先煎）25g　　麻黄 10g　　防风 15g　　黄芪 15g　　花粉 15g　　当归 15g　　生地 15g　　沙参 60g　　钩藤 15g　　乌梢蛇 10g

患者服此方后，眼压逐步下降，右眼在 20mmHg 上下，左眼在 17mmHg 上下，乃停匹罗卡品观察，眼压仍无明显波动，以后改服丸药近两月，遂停药。此后，自觉眼胀时，服中药 10 剂左右，每年有 2 ～ 3 次，八年来抽查眼压均在 24mmHg 以内。视力：右眼 –4.50D → 1.0，左眼手动，视野与初查时比较无明显改变。能坚持全日工作。

附：青光眼睫状体炎综合征

本病属于性质不明的一类青光眼。有人认为与过敏有关，系在过敏性前部色素膜炎的基础上发生的一种继发性青光眼，但其过敏原尚不清楚。常见于青年或中年患者，多为单眼反复发作，亦有双眼发者，中医学书籍中并无此病记载。作者认为，本病既具备青光眼的特征，同时又具备睫伏体炎的特征，按照内眼组织与六经相属学说，睫状体属肝，房水属胆，其病位应在肝胆。临床上按照这一理论用方遣药，取得了与西药相同的疗效，且无西药的副作用，容易被患者接受。

【病因病机】

本病系因肝胆二经功能失调，兼有风热潜伏，致使疏泄失职，气机阻滞，风火上攻，神水瘀阻，肝阳上亢为患。

【临床表现】

自觉症状多不重，以轻度头痛、眼胀痛、雾视、虹视等最常见，甚者恶心、呕吐。以下特点可资诊断：①有羊脂状后沉着，数目不多，大小不等。②眼压高而房角无改变，病愈之后，眼压常低于健眼。③瞳孔中度散大。④房水闪光阴性。⑤一般视野正常。⑥很少发生视乳头杯状凹陷。⑦即使多次发作，亦不发生虹膜后粘连。⑧在间歇期间，对各种激发试验均为阴性。⑨发作期视力稍有下降，随着眼压的恢复，视力亦恢复正常。⑩眼压高时，眼压描记系数低，眼压恢复，系数亦随之恢复。

【辨证施治】

病证：患者多有头痛、眼胀、视物雾蒙等症状，均属有余。其病位在肝胆二经，故应判断为足少阳胆经及足厥阴肝经风热实证。又肝胆互为表里，治肝亦即治胆。

治则：平肝清热息风。

方药：石决明散加减方。

石决明（先煎）25g　草决明25g　荆芥10g　赤芍15g　青葙子18g　栀子10g　木贼15g　麦冬15g　麻黄6g　蛇蜕6g　防风15g　钩藤15g　玄参10g

重者，泻肝清热息风，用龙胆泻肝汤加羚羊角。

【病例】

1. 周某，男，42岁。

主症：左眼反复胀痛，虹视已三年，经某医院检查，诊断为青－睫综合征，初用可的松点眼，服醋氮酰胺有效。后每至劳累之时或睡眠不好时，均复发，且次数愈来愈频。近来几乎每月都发，加服强的松后，感心悸，睡眠不好，故来我院服中药。检查视力：右眼1.5，左眼0.8；左眼微充血，角膜后羊脂状后沉着7～8个，瞳孔略大。眼压：右眼17.30mmHg，左眼42.12mmHg，眼底正常。脉弦细，舌质正常，苔薄黄。

诊断：少阳厥阴风热目病。

处方：石决明散加减方。

石决明（先煎）25g　草决明25g　青葙子18g　赤芍15g　荆芥10g　栀子10g　麦冬15g　木贼15g　麻黄6g　蛇蜕6g　防风16g　钩藤15g　玄参10g

服上方6剂后，眼胀、虹视现象消失，羊脂状后沉着3～4个，眼压降至24.38mmHg。服药期间，大便次数增多，一日2～3次。故于原方中去栀子，加菊花10g，蒲公英25g，服10剂，羊脂状后沉着全部消失，眼压15.88mmHg，乃停药观察。3个多月后，由于赶任务，熬夜工作，左眼又感微胀及轻度虹视，眼压28.97mmHg，角膜后出现羊脂状沉着4～5个，重服上方5剂后，以上症状迅速消失。此后，未再复发。

2. 方某，女，38岁。

右眼胀痛，虹视，视力模糊3天。近年来，常失眠、心烦、易怒，月经前及月经期以上症状尤其明显。脉细数，舌尖红，苔薄黄。眼部检查：视力右眼0.5，左眼1.5，右结膜不充血，角膜后羊脂状后沉着5～6个，眼压38.80mmHg，前房深度正常，瞳孔正常，间质及眼底均正常。

诊断：少阳厥阴风热目病。

治则：平肝清热，养阴息风。

方药： 石决明散加减。

石决明（先煎）25g　草决明25g　青葙子18g　赤芍15g　栀子10g　麦冬15g　蛇蜕6g　防风15g　生地15g　刺蒺藜15g

服6剂后，视力恢复至1.2，后沉着消失，眼压17.30mmHg，以上诸症明显好转。再服4剂，视力1.5，自觉症状全消失。以后曾有三次复发，症状大致与初发时同，均用同样方药治疗而愈，此后未再复发。

第十一章　视网膜疾病

第一节　视网膜炎

现代医学认为，视网膜炎是指视网膜组织的水肿、渗出和出血等改变为眼底特征，从而引起不同程度的视力减退及相应部位的视野缺损的一类眼底疾病。

中医学由于受历史条件的限制，无法对此类眼病进行详细检查，以确定病变部位、病变性质，仅能根据患者的自觉症状命名，分析病理，遣方用药，虽然积累了丰富的临床经验，但失之于详，与现代科学技术的发展不相适应，我们应在古人诊治本病的基础上，结合现代诊疗检查技术，继承和发展中医学，更好地为人民的健康服务。现在根据临床体会，结合现代医学检查，分别予以叙述。

一、中心性脉络膜视网膜炎

本病属中医的视瞻昏渺、视惑等范畴。其特点为视物雾蒙、视大为小、视直为曲、视物异色等，而眼的外观端好。本病好发于中年男性，可单眼或双眼先后得病，易反复发作。

【病因病机】

根据内眼组织与六经相属学说，黄斑属脾、视网膜属肝，故黄斑病变涉及肝脾两经。常因劳瞻竭视、熬夜、劳倦等致真阴暗耗，肝肾亏虚，精血不能上荣于目；脾失健运，清阳不升，浊阴不降，水湿上泛，积滞目络而致发病。临床表现多属虚中夹实。

【临床表现】

自觉症状：初起视区中心有暗影，用平面视野计检查，可发现相对或绝对中心暗点。视物变形、变小或变大，视直为曲，视物异色（黄视或绿视），视力突然或逐渐减退。

检查： 黄斑结构模糊、发暗或呈深红色，略隆起，中心凹光反射减弱或消失，其边缘有圆形或卵圆形反射轮，是黄斑水肿的特征。病区常伴有黄白色点状或斑片状渗出物，或有小出血点。炎症消退后，可残留黄灰色硬性渗出点或小片状退色区，以及色素沉着等陈旧性病变，此时中心凹光反射大部分趋向恢复。

部分患者可以兼见头昏，神倦，纳差，舌苔白滑或白腻，脉细或细缓。

【辨证施治】

病证： 本病系因劳瞻竭视、熬夜、劳倦等使真阴暗耗，精血虚亏，不能上荣于目而致视力减退；水湿乘虚积滞目络而致黄斑水肿，故视物变形和视瞻有异色；渗出物系因脾失健运，致使痰湿滞留的结果；出血是气滞血瘀的表现。

治则： 补肾滋肝，醒脾利湿。

方药： 驻景丸加减方。

楮实子25g　菟丝子25g　茺蔚子18g　木瓜10g　苡仁30g　三七粉（冲服）3g　鸡内金10g　炒谷芽30g　炒麦芽30g　枸杞子15g　山药25g

方解： 方中用楮实子、菟丝子、茺蔚子、枸杞子补肾以滋肝（补水涵木）；山药、苡仁补脾而兼利湿；谷芽、麦芽、鸡内金入脾经，推积滞；木瓜为肝经之药，既能敛又能舒；三七是取其血行而气自行，目得血即能视。

早期以黄斑水肿为主时，加大黄豆卷、茯苓、萆薢、芡实等健脾渗湿之品。若因感冒为诱因，兼现一身尽疼者，宜表里双解，风湿并治，应先服麻杏薏苡甘草汤，以宣肺健脾化湿。待表邪尽后，再服驻景丸加减方。渗出物瘀积者，加郁金、丹参、怀牛膝、山楂、昆布等。

【病例】

1. 陈某，男，30 岁。

主症：左眼前突然出现黑影 5 天。眼不红、不痛，视力无明显下降，以往没有类似发病史，全身无特殊不适。由于患者系汽车驾驶员，眼病影响操作，故来门诊求治。检查：视力右眼 1.5，左眼 1.2；双外眼正常，屈光间质透明，右眼底正常，左眼黄斑部中心凹光反射弱且弥散，周围呈灰暗色调，且有水肿反光晕轮，中心凹旁有少许淡黄色点状渗出，黄斑小血管走行清晰，视乳头正常。舌脉无特殊。西医诊断：左眼中心性脉络膜视网膜炎。

诊断：太阴厥阴目病，肝脾两经虚中夹实。

治则：滋补肝肾，醒脾利湿。

方药：驻景丸加减方。

楮实子 25g　菟丝子 25g　茺蔚子 18g　三七粉（冲服）3g　苡仁 30g　炒谷芽 30g　炒麦芽 30g　鸡内金 10g　茯苓 10g　丹参 15g

服药 6 剂，眼前黑影消失。眼底检查：黄斑区水肿消，留轻度色素紊乱及少许渗出，中心凹光反射较对侧眼弱。守方服 12 剂后，渗出全部吸收，黄斑留有极少色素沉着，视力双眼 1.5。

2. 张某，男，42 岁。

主症：左眼视力减退 3 个月，视物较健眼小，眼前有黑影，双眼视物时有发花和眩晕。检查：视力右眼 1.5，左眼 0.6；外眼正常，屈光间质清；眼底：左眼黄斑区结构模糊，颜色暗红，中心凹光反射消失，整个黄斑区由于水肿呈弥散性反光增强，渗出物堆集，色素紊乱。西医诊断为左眼中心性脉络膜视网膜炎，曾口服强的松、烟酸、地巴唑，肌注维生素 B_1、B_{12}，球后注射强的松龙等，效果不明显，特由重庆来我院治疗。

诊断：太阴厥阴目病，肝脾两经虚中夹实。

治则：补肾滋肝，活血养血，健脾利湿兼化积滞。

方药：驻景丸加减方。

楮实子 25g　菟丝子 25g　茺蔚子 18g　三七粉（冲服）3g　枸杞子 15g　木瓜 15g　丹参 25g　山楂 25g　炒谷芽 25g　炒麦芽 25g　鸡内金 10g　苡仁 30g

患者带上方回家常服，后来信说：服 14 剂时，开始见效；服至 55 剂时，视力恢复到 1.0。在当地检查眼底，除黄斑区色素紊乱外，余皆正常。

3. 何某，男，37 岁。

主症：左眼视物昏雾 3 个月，视物发黄、变小，视直为曲，头昏重。检查：视力左眼 0.1，右眼 1.5；外眼正常，间质清；眼底见左黄斑区密集黄白色点状渗出，中心凹光反射消失，舌质红，苔白腻，脉弦紧。西医诊断为左眼中心性脉络膜视网膜炎。经某医院用中西医药治疗，效果不明显，故来我院求医。

诊断：太阴里虚夹实目病。

方药：麻杏薏苡甘草汤加味。

麻黄 10g　杏仁 15g　薏苡仁 30g　甘草 6g　连翘 15g　车前草

巴蜀名医遗珍系列丛书

30g　珍珠母（先煎）25g

方解：方中用麻黄、杏仁、薏苡、甘草除脾肺寒湿；车前草引水下行；连翘清心；珍珠母清肝。

服药15剂，头昏痛愈，视力0.6，黄斑水肿消，舌脉正常。改用驻景丸加减方，服24剂，视力恢复到1.5，黄斑中心凹光反射恢复，渗出物全部吸收，遗留色素沉着。

按：此案与前两案同为中心性脉络膜视网膜炎，前两案用驻景丸加减方治愈，而此案先用麻杏薏苡甘草汤者，系因患者兼现头昏重痛、脉弦紧、苔白腻等症状，是太阴脾肺感受风寒湿邪之症，就不宜早用补肾滋肝之品，以免寒邪留滞。寒湿困脾，水气上泛，故黄斑水肿、渗出，法当散寒除湿，引水下行。但舌质红，脉象除紧外，还兼弦者，又属心肝两经有蓄热，故在麻杏薏苡甘草汤中加连翘、珍珠母。

二、视网膜静脉周围炎

本病属于中医的视瞻昏渺、云雾移睛和暴盲的范畴。其特点是视网膜反复出血和玻璃体积血，多见于青壮年男性，故又名青年性复发性视网膜和玻璃体出血。

【病因病机】

根据内眼组织和六经相属学说，本病属于手少阴心经的阴虚内热，脉被热伤，以致破裂，血溢脉外，随热乱行，而窜于目中，影响视力，乃至失明。

【临床表现】

自觉症状：病程初期可无自觉症状，或自觉眼前有红光或黑影遮蔽，或视力骤然减退，甚至突然失明。其程度与视网膜出血量和部位有关，严重者仅存光感。

眼底检查：病变可发生于眼底任何部位。静脉附近可有少许白色渗出物，有时在一段静脉形成白色鞘膜，静脉管腔呈不规则扭曲和串珠等形态。或管腔机化闭塞，呈银丝状。视网膜出血小量时，一般呈火焰状；大量出血，可到玻璃体内，引起视力迅速减退，甚至仅存光感。此时眼底无法窥见，瞳孔区呈漆黑一片。亦可表现为黄斑部的视网膜前出血，随着红细胞的下沉，出血灶上缘常形成一水平线。大量或反复出血，可导致视网膜和玻璃体内血块发生机化，形成结缔组织，发展为典型的增殖性视网膜炎。当这些结缔组织遮盖黄斑区时，视力受到影响。此外，结缔组织的收缩和牵拉作用还可导致局限性继发性视网膜脱离。

【辨证施治】

本病为少阴的里虚内热。治疗分三个阶段：①凉血止血，佐以活血化瘀；②活血化瘀，佐以清热止血；③破瘀生新，软坚散结；或扶正祛邪，攻补兼施。

1. 初期

病证：本病初期，眼内出血色鲜红，或兼有口干、舌红、苔黄、脉数。

【治则】 凉血止血，佐以活血化瘀

方药：生蒲黄汤（自制创新方）。

生蒲黄（包煎）25g　旱莲草 25g　丹参 15g　丹皮 12g　荆芥炭 12g　郁金 15g　生地 12g　川芎 6g

方解：方中用丹参、丹皮、生地凉血，配川芎则血无过冷之患；出血多者，则用蒲黄、旱莲草、荆芥炭以止之；生蒲黄、郁金，则血无瘀滞之忧（生蒲黄能行血，炒蒲黄能止血）。

若兼现口苦咽干、目眩头痛、眼胀、脉弦数、苔黄者，为肝阳上亢，加石决明、珍珠母、龙骨、牡蛎、代赭石、天麻、菊花、刺蒺藜等。出血多者，加仙鹤草、血余炭以止血；藕节、百草霜以收敛止血；白茅根、蕺菜以清热止血。若面白神疲、动则喘息、舌淡脉虚者，为心脾气虚，不能摄血，加黄芪、太子参等类益气摄血。若伴心烦低热、口干咽燥、舌红少苔、脉细数者，为阴虚火旺，加知母、玄参、阿胶等滋阴降火之品。若遗精频繁者，加知母、黄柏以泻相火。若面色㿠白、畏寒肢冷、下肢酸软、阳痿滑精者，加鹿角、河车粉、肉桂、附子、枸杞子等温肾壮阳药物。

有人主张这一阶段不能活血，认为活血势必导致新的出血。但如果瘀血不去，新血就不生，单用凉血止血之品，势必导致瘀血凝滞，结成血块或者机化，则给预后带来不良影响。反之，一味活血化瘀，而不止血凉血，也不合适，因为本病初起正当血热之时，强用活血化瘀，可以导致出血更甚，以致不可收拾。故在病程初期，或新出血之时，要以凉血止血为主，活血化瘀为辅。

2. 中期

病证：一旦出血停止，就应立即采用活血化瘀法治疗，以免成死血停积眼内，阻碍眼内血脉通调，眼目失去正常的精血濡养，视力便不能很快恢复。

治则：活血化瘀，佐以清热止血

方药：轻则桃红四物汤加味；重则血府逐瘀汤加味。

桃红四物汤加味

桃 仁 10g　红 花 10g　川 芎 12g　当 归 12g　生 地 12g　赤 芍 12g　旱莲草 30g　荆芥炭 15g

方解：方中用桃仁、红花、川芎、赤芍活血祛瘀；当归、生地养血和血，使瘀去而血不伤；生地、旱莲草清热凉血；荆芥炭止血；川芎能行血中之气。

血府逐瘀汤加味

当归10g　生地10g　桃仁10g　红花6g　枳壳6g　甘草3g　赤芍10g　柴胡6g　桔梗3g　牛膝10g　川芎6g　旱莲草30g　荆芥炭15g

方解：本方是在上方基础上，加柴胡、枳壳、桔梗疏肝理气，使气行而血自行；加牛膝加强活血祛瘀之功，同时还可引血下行，以降上炎之火。故本方是在上方基础上，加强了活血化瘀的功效，适用于眼底出血多而吸收较慢者。此外，还可根据情况，选加三七、郁金、丹参等活血化瘀之品。

3. 后期

病证：病程后期，瘀血凝结成块，或已机化成条束状，则在活血化瘀的同时，又要兼顾软坚散结。积血过于浓厚者，可选加破血药。兼见体衰现象或病程迁延较久者，则应采用扶正祛邪，攻补兼施之法治疗。

治则：破瘀生新，软坚散结；或扶正祛邪，攻补兼施

方药：破瘀生新，软坚散结，可选桃红四物汤或血府逐瘀汤。选加破瘀血药，如三七、花蕊石、五灵脂、刘寄奴、三棱、莪术等；软坚散结药，如浙贝母、鳖甲、炒谷芽、炒麦芽、山楂、鸡内金、昆布、海藻等。

扶正祛邪，用驻景丸加减方：

楮实子25g　菟丝子25g　茺蔚子18g　枸杞子15g　木瓜15g　生三七粉（冲服）3g　丹参25g　郁金15g　旱莲草30g　荆芥

炭 15g

方解：方中用楮实子、菟丝子、枸杞子以生肾水，意在肾水充足，心火不焚；木瓜以敛肝气；生三七粉、丹参、郁金化瘀生新；旱莲草、荆芥炭防止新出血。

如果视网膜瘢痕收缩和牵拉导致局限性视网膜脱离，眼压偏低，加生脉散：南沙参、麦冬、五味子，以益气固脱。

【病例】

1. 伍某，女，25 岁。

主症：右眼突然失明一天而来门诊。眼不红、不痛，亦无全身不适，只因失明而精神有些紧张。检查：视力右数指／眼前，左眼 1.5；外眼正常，右眼玻璃体混浊浓厚，裂隙灯下的玻璃体中见游动红细胞，小瞳孔窥视眼底不清，以新福林散瞳后检查，后极部眼底仍很模糊，周边部较清，发现各枝网膜静脉的远端都有不同程度的灰白色渗出物，颞下静脉有扭曲变形及白鞘。舌红，苔薄白，脉细数。

诊断：少阴里热实证。

治则：凉血止血，佐以活血化瘀。

方药：生蒲黄汤加味。

生蒲黄（包煎）25g　旱莲草 25g　丹参 15g　丹皮 12g　荆芥炭 12g　郁金 15g　生地 12g　川芎 6g　淮牛膝 15g

服 17 剂，视力右眼 0.1。改服血府逐瘀汤加味：

柴胡 10g　枳壳 10g　桔梗 10g　牛膝 10g　桃仁 10g　红花 10g　川芎 6g　当归 10g　生地 15g　赤芍 15g　旱莲草 25g　荆芥炭 15g

服 12 剂，视力右眼 1.0。继续服至 18 剂，视力恢复至 1.5。玻璃体尚有轻度混浊，眼底出血全部吸收，其余病灶同前，改服驻景丸加减方巩固疗效。

　　楮实子25g　菟丝子25g　茺蔚子18g　枸杞子15g　木瓜15g
生三七粉（冲服）3g　炒谷芽25g　炒麦芽25g　山药25g

　　2. 文某，男，24岁。

　　主症：4个月前劳动时，双眼突然视物模糊，几天后右眼失明。经当地医院用西药治疗，疗效不显著。检查：视力右眼手动，左眼1.0。外眼正常，右眼玻璃体混浊浓厚，瞳孔区无红光反射，眼底不能窥视，左眼玻璃体轻度混浊，视网膜静脉稍充盈，下方网膜片状出血。舌、脉无特殊变化。

　　诊断：少阴里热实证。

　　治则：凉血止血，活血化瘀。

　　方药：生蒲黄汤加减。

　　生蒲黄25g　生地15g　赤芍15g　郁金15g　白茅根30g　荆芥炭15g　藕节30g　丹皮15g　旱莲草30g

　　服上方12剂后，视力好转，出血有吸收，但较缓慢。改用血府逐瘀汤加旱莲草30g，荆芥炭15g。服6剂后，视力突然下降，又发现新出血，说明热还较盛，仍改服首次方，连续服用3个月，视力双眼1.5。检查：双玻璃体各留一薄纱样纤维带，随眼球运动而飘动，后与视乳头连接，右大左小，双视网膜未遗留病灶。3年后来院复查，仍无变化。

　　3. 陈某，男，27岁。

　　主症：双目失明两年余。两年前，左眼突然视力模糊，10天后左眼失明，经当地医院检查诊断为视网膜静脉周围炎，采用中西药治疗，疗效不明显。半年后右眼又有类似发病，很快失明，长期采用各种治疗，均无效果，故来我院。检查：视力双眼前看手动，双外眼正常，玻璃体混浊浓厚，瞳孔区无红光反射，眼底不能窥视，裂隙灯下见双玻璃体内大量黄灰色机化条带，同时还有游动的红细胞。手扪眼压正常。舌、脉无特殊变化，唯感胸闷、气短。

诊断：少阴里证虚中夹实。

治则：平补肝肾，活血化瘀，软坚散结，攻补兼施。

方药：

（1）驻景丸加减方

楮实子25g　菟丝子25g　茺蔚子18g　枸杞子15g　木瓜15g　三七粉（冲服）3g　丹参25g　郁金15g　炒谷芽30g　炒麦芽30g　旱莲草30g

（2）桃红四物汤加味

桃仁10g　红花10g　生地15g　川芎10g　赤芍15g　当归10g　丹参25g　旱莲草30g　枸杞15g　木瓜15g　郁金15g　炒谷芽30g　炒麦芽30g　甲珠3g

两方交替服，每服6剂交替一次，服至18剂时，右眼外下方可以数手指；服60剂时，右眼0.02；服120剂时，右眼0.05。左眼则始终无变化。眼底镜检查：右眼可以窥见鼻上方网膜及血管，乳头前有大片灰白色机化膜，玻璃体混浊仍重。此例疗效甚微，但对患者来说，从整天要人护理起，到生活基本能够自理，即使是微小的进步，也是非常可贵的。

三、渗出性视网膜炎

中医根据本病所现症状，分别称为云雾移睛、视瞻昏眇和视惑等。

现代医学又称本病为柯滋病，通常侵犯一眼，多发生于男性儿童或青年人，少数病例偶为双眼受累。病情进行缓慢，原因迄今不明，一般认为是由视网膜小血管先天畸形的基础上演变而成。由于小血管扩张增厚或变薄而引起视网膜的大量渗出和出血性病变。也有人报道，由内分泌系统失调引起的代谢障碍，可能产生视网膜原发性血管改变，值得进一步研究。

【病因病机】

根据内眼组织和六经相属学说，本病是由于少阴厥阴里虚，真元不足，精气不能上荣于目，而致足厥阴肝和足少阴肾两经合病。

【临床表现】

自觉症状：早期无自觉症状，当病变波及黄斑时，才有视力减退。但儿童多未被注意，直到出现猫眼征或斜视时才就诊。

眼底检查：早期眼球前部正常，玻璃体一般清晰，偶见轻度混浊。眼底出现多发性渗出性病灶，主要在后极部。渗出物为白色或黄白色，且多在血管后，新旧渗出可交替出现，浓厚者可遮盖血管。在渗出的周围，常有散在或排列似环形的深层白色斑点。在渗出的表面或附近，常可见深层出血和光亮小点状胆固醇结晶体。时间较久者，损害区域可有色素沉着。血管尤其是静脉显示扩张、扭转、迂曲，并有微血管瘤，血管周围可有白鞘，也可有新生血管形成、血管间相互吻合等。血液从扩张的血管渗出，导致大片视网膜出血。由于血循环障碍，视网膜可广泛水肿而变为灰白色，黄斑部可有星芒状渗出。整个病程进行缓慢，病变表现时轻时重，最后可发展到视网膜全脱离。脱离的特点是呈球形，颜色黄白发暗或带绿棕色，有时在尚未脱离或脱离较浅的区域，可以找到血管瘤性病变。有些病例出血可进入玻璃体内，以致形成结缔组织（增殖性视网膜炎）。在病变晚期，还可并发白内障、虹膜炎、继发性青光眼或眼压低等并发症而致失明。

【辨证施治】

病证：肾主收藏，以藏为贵。如果肾精不藏，则坎水中的真阳无以庇护，目中的少阴经络也不能单独闭藏，精汁势必外窜，窜于经络周围，则视物模糊。又肾为肝之母，肾阴亏耗，则水不涵木，乃致肝阴不足。《内经》说："肝开窍于目，藏精于肝。"即是说眼中需要的一切精纯物质，都是储存在肝上，随时不断输送到眼内，供其使用，目则能视。今肝阴不足，精气不能上荣于目，而视物则不明。

治则：滋水涵木。

方药：驻景丸加减方。

楮实子 25g　菟丝子 25g　茺蔚子 18g　枸杞 15g　木瓜 15g　三七粉（冲服）3g　苡仁 25g　紫河车粉（冲服）10g　寒水石（先煎）10g

方解：方中用楮实子、菟丝子、茺蔚子、枸杞子以生肾水；紫河车粉以补真元；配寒水石以制其温热，则不惧其阴虚火旺；木瓜调肝，取其能舒能敛；三七粉能化瘀生新；苡仁健脾利湿。总其滋而不腻，补而不燥，取其平淡收功。

渗出多者，加大豆黄卷、茯苓、猪苓、泽泻等渗湿利水；兼有出血者，加丹皮、生地、郁金、丹参、红花、桃仁等凉血活血之品。

【病例】

何某，男，20 岁。

主症：左眼视力突然减退 10 天后就诊。视力右眼 1.2，左眼 0.3；左眼前部正常，眼底黄斑区水肿，色暗红，中心凹光反射消失，有细小渗出。右眼正常。诊断为左眼中心性浆液性脉络膜视网膜炎，治疗 8 天后水肿消，但黄斑区有许多白色发亮的渗出斑点，视力左眼 0.6。又过 20 天，左眼颞侧赤道附近有散在细小浅出血小点，后极部网膜水肿，可见片状黄白色渗出和散在白色斑点，视力 0.3。2 个月后检查，视乳头边界较模糊，静脉充盈、迂曲，鼻下枝动脉血管鞘，颞下方多数念珠状、棱状微动脉瘤，颞侧和鼻上有渗出性网膜脱离，深层视网膜出血，黄斑区网膜下白色机化物，视力 0.2。西医诊断为柯滋病。

诊断：少阴厥阴内障目病。

治则：补水涵木，活血化瘀，淡渗利湿。

方药：驻景丸加减方。

楮实子 25g　菟丝子 25g　茺蔚子 18g　枸杞 15g　木瓜 15g　三七粉（冲服）3g　苡仁 25g　茯苓 15g　丹参 25g　郁金 15g　旱莲草 25g

服 10 剂后，视力 0.3，水肿有减轻；服 25 剂后，水肿明显减轻，脱离区网膜较前平复，出血开始吸收；服 40 剂后，出血基本吸收，网膜平复，黄斑区、颞侧及鼻上网膜机化斑、血管改变同前，视力 0.4。此时患者中断治疗，视力保持不变。

五年后因工作不慎，撞伤左眼，当即疼痛异常。检查：视力光感，中度混合性充血，玻璃体重度混浊，眼底不能窥视，手扪眼压 T_{+2}，用石决明散加桃仁、红花、麝香、羚羊角粉以平肝清热，活血化瘀。服 6 剂后，疼痛减轻，基本不充血，眼压下降，但玻璃体混浊仍浓厚，呈黄红色反光，改用血府逐瘀汤加麝香、羚羊角粉。服 6 剂后，眼已不痛，眼压正常，唯玻璃体混浊如故。再用血府逐瘀汤加麝香，服 45 剂后，仍无明显好转，停止治疗。

第二节 视网膜循环障碍

一、视网膜中央动脉阻塞

中医根据视力损害的程度，轻者称视瞻昏眇，重者称暴盲症。

视网膜动脉属末梢动脉，负责供给视网膜内层营养。视网膜对血循环障碍极为敏感，这种血管性意外所产生的后果常很严重，治疗不及时即永久失明，故被认为是眼部急重病之一。本病成因：①血管痉挛：是视网膜中央动脉阻塞的常见原因。②动脉壁改变与血栓形成：动脉硬化、高血压和糖尿病等，可使局部动脉管壁内面变粗糙，管腔逐渐不规则狭窄，容易形成血栓。此外，炎性血管疾病，亦可发生视网膜中央动脉阻塞。③栓塞：由心或大动脉病变而脱落的赘生物——栓子，通过血流运行，在视网膜中央动脉造成管腔堵塞。临床比较罕见。

【病因病机】

本病系由七情郁结，脏腑功能失调，气血不和，而致气滞血瘀，阻塞经络；或由脾气虚弱，心血亏虚，而致气血瘀滞，脉络阻塞。

【临床表现】

自觉症状：若为总干阻塞，视力则突然丧失，往往无光感；如有视网膜睫状血管残留，则可保存一部分中心视力，而视野则成管状；若为分枝阻塞，则表现相应部位视野缺损。部分患者感头昏目痛。

检查：总干阻塞，可因黑蒙而散瞳，对光反应迟钝或消失。眼底所见视乳头苍白、边界模糊，网膜水肿呈灰白色混浊。动脉变细，血柱颜色发暗，失去中央反光呈铜丝状，如果血流完全中断则成银丝状。黄斑区呈樱桃红色。静脉亦可变窄，但不如动脉明显，管腔内血柱可分裂成节段状。压迫眼球时不会引起动脉搏动。如果有视网膜睫状血管者，可在视乳头、黄斑间保存舌状正常视网膜区。如为分枝阻塞时，相应部位的视网膜呈灰白色混浊，其远端血管显著变细，血柱时断时续呈念珠状，或整个血柱完全消失呈银丝状。

后期视网膜混浊可逐渐消失而恢复透明状，但因内层已坏死萎缩，故视力不能恢复，动脉更细或呈白线状，视乳头苍白，边界清楚。

【辨证施治】

病证：根据内眼组织和六经相属学说，目中血脉应属手少阴心经，故本病仍应归手少阴心经。由于本病起病急骤，视力丧失迅速，一经损害则难恢复，故应积极进行抢救。其治疗原则是尽快排除血脉瘀阻，使眼内气血得到通畅，眼内组织得到气血濡养，就会多保存一分视力。

治则：开窍活血，逐瘀通络。

方药：通窍活血汤加减。

麝香（冲服）60mg　　川芎1.5g　　赤芍25g　　桃仁12g　　红花10g　葱白30g　　丹参25g　　三七粉3g　　黄酒（煎药）500g

方解：方中用赤芍、川芎行血活血；桃仁、红花活血通络；丹参、三七粉活血逐瘀；葱白通阳；麝香开窍；黄酒通络。全方功能通络开窍，活血逐瘀。

【病例】

余某，女，39岁。

主症：左眼突然视物模糊，伴偏头痛4天。患者在10多年前，左眼即有间歇性视力障碍，每次持续1分钟左右，未经治疗而自然恢复。4天前，左侧头部剧烈疼痛，同时左眼突然失明，因无复明征兆而着急。立即到某医院急诊，诊断不明，给654-2注射，口服维生素C和B$_1$，无效。检查：视力左眼1尺数指，右眼1.5；眼前部正常，左眼视乳头

巴蜀名医遗珍系列丛书

色淡、边界模糊，后极部网膜水肿、混浊，网膜动脉普遍变细，颞上枝动脉缩细呈线条状，颞上枝动脉所支配区的网膜呈界限清楚的乳白色混浊，鼻下方视野缺损。

诊断：手少阴心经血瘀里实目病。

治则：通窍活血，养肝止痛。

方药：通窍活血汤。

麝香 60mg　川芎 15g　赤芍 15g　桃仁 10g　红花 10g　葱白 30g　生姜 10g　大枣 3 枚　啤酒（煎药）500g

将川芎、赤芍、桃仁、红花、葱、姜、枣水煎去滓，再加啤酒煎 10 分钟，分三次服，首次药冲服麝香，每日 1 剂。

服 5 剂后，左眼视力提高到 0.6，但头痛未减。检查：视乳头颜色恢复正常，后极部网膜水肿消失，颞上枝动脉有细血柱通过，颞上网膜转为淡红色。于上方中去生姜，加五灵脂 10g，珍珠母 25g。服 6 剂后，左眼视力增至 0.8，头痛未减。改用养血活血，养肝止痛法。方用血府逐瘀汤加减：

当归 10g　川芎 10g　丹参 25g　生地 15g　赤芍 15g　红花 10g　桃仁 10g　枳壳 10g　柴胡 10g　桔梗 10g　牛膝 10g

服 6 剂后头痛止，但视力降至 0.6。再服通窍活血汤 8 剂，视力增至 1.2。检查眼底：颞上网膜色泽已正常，颞上枝动脉较正常者稍细，视乳头上方色稍淡。自觉鼻下方视物稍淡，余无特殊不适。

按：本例表现左侧头部剧烈疼痛者，是血脉瘀滞在左侧头部的证据；瘀滞在左眼网膜动脉中，则发生左眼视网膜颞上枝动脉阻塞，网膜动脉普遍变细。《内经》说："目得血而能视。"今左眼网膜动脉阻塞，脉中血液不能正常循环，以濡养视神经及颞上方视网膜，故视乳头色淡、颞上枝动脉所支配区的网膜呈界限清楚的乳白色混浊，同时鼻下方视野发生缺损。因血瘀气滞，水湿停滞在左眼底，故视乳头边界模糊，后极部网膜出现水肿模糊。

服通窍活血汤方后，左眼视力逐渐提高，是左眼网膜血脉瘀滞渐通，手少阴心经所主的血液逐渐恢复正常循环，以濡养视神经和视网膜的结果。头痛是药力到达左侧头部，血脉中的瘀滞欲通而未通的反映。故二诊时，加五灵脂10g，以加强活血化瘀之力；珍珠母25g，以解其左侧头痛。去生姜，是恐生姜久用而过于温散。三诊时，恐其久攻伤正，故法转养血活血化瘀，以养肝止痛。四诊时，再猛攻瘀血，瘀血尽而功能得以恢复，病遂痊愈。

二、视网膜中央静脉阻塞

本病属中医视瞻昏眇和暴盲的范畴。主要特点是视网膜静脉系统的明显曲张和以乳头为中心的广泛性眼底出血。其病因主要有以下三个方面：①硬化性阻塞：发病年龄多在中年以上，常有高血压、动脉硬化、糖尿病等全身疾病，是由于静脉或其周围组织硬化所引起，为静脉阻塞的主要原因。②炎症性阻塞：是由静脉炎症所引起，多见于40岁以下的青年患者，许多感染性疾病如流行性感冒、败血症、肺炎、结核、丹毒和眶蜂窝织炎等，都可合并静脉炎，炎症改变使管壁内面粗糙，易于继发血栓形成，阻塞管腔。③瘀滞性阻塞：是由于血液循环瘀滞，血栓形成所引起，如高血压时的小动脉痉挛，或血压突然降低、血液病、心脏代偿失调、大量失血、老年血压低及消瘦、视神经及眶部肿物压迫等，都可以导致视网膜静脉血液循环的瘀滞。

巴蜀名医遗珍系列丛书

【病因病机】

本病的起因，可由于七情郁结，脏腑功能失调，气血不和所致气滞血瘀。也可因肝肾阴虚，肝阳上亢，迫血妄行；或虚火上炎，血不循经，溢于脉外；或脾气虚弱，心血亏虚，而致气血瘀滞，脉络阻塞。

【临床表现】

自觉症状：如为静脉分枝不完全阻塞，对视力影响不大；如为静脉主干阻塞，则视力可突然或几天内逐渐减退，多下降到数手指或仅存光感。眼前可有黑影飘动。

检查：眼前节正常，视乳头充血、水肿，边界模糊，视网膜静脉扩张迂曲，呈紫红色，有时被埋没在水肿的视网膜内，形态时断时续。动脉收缩、变细，有时甚至难于辨认。视网膜和视神经乳头上有大量表层放射状和火焰状出血，有时可见深层圆形或不规则形出血。出血可进入玻璃体，而致玻璃体混浊。视网膜在水肿的基础上，形成白色脂肪变性病灶，与出血病灶相混合，形成错综复杂的典型眼底形态。以后出血和白色病灶可以逐渐吸收，而留下不规则色素沉着、结缔组织和神经胶质增生。有时尚可在视神经乳头及受累的静脉周围发现新生毛细血管。

当视网膜静脉分枝阻塞时，除非黄斑受到损害，视力障碍一般较轻，且眼底改变仅局限于阻塞静脉的分布区域。恢复期，可见侧枝循环形成。

【辨证施治】

根据眼内组织和六经相属学说，目中血脉属手少阴心经，故本病应属手少阴心经目病。它的初期阶段主要表现为血热妄行，治疗当以止血凉血为主；中期血液离经之后形成瘀血，治疗当以活血化瘀、行气通络为主；后期瘀血已去，但已造成组织损害，又当养血扶正、滋养肝肾为主。

1. 初期

治则：凉血止血，佐以活血化瘀。

方药：生蒲黄汤加味。

生蒲黄（包煎）25g　旱莲草 25g　丹参 25g　丹皮 12g　荆芥炭 15g　郁金 15g　生地 15g　川芎 6g　牛膝 15g　蕺菜 25g

若兼肝阳上亢者，加石决明、夏枯草；头痛甚者，加五灵脂、代赭石；兼阴虚者，加知母、玄参、阿胶；兼气虚者，加太子参、黄芪。

2. 中期

治则：活血化瘀，行气通络。

方药：通窍活血汤加味或血府逐瘀汤加味。

通窍活血汤加旱莲草、荆芥炭方

麝香（冲服）60mg　川芎 25g　赤芍 25g　桃仁 12g　红花 10g　生姜 30g　葱白 30g　大枣 4 枚　旱莲草 30g　荆芥炭 15g　黄酒（或啤酒）（煎药）500g

血府逐瘀汤加旱莲草、荆芥炭方

桃仁 12g　红花 10g　当归 10g　生地 15g　赤芍 15g　川芎 10g　柴胡 10g　桔梗 10g　枳壳 10g　牛膝 10g　旱莲草 30g　荆芥炭 15g

3. 后期

治则：滋养肝肾，养血扶正。

方药：驻景丸加减。

楮实子 25g　菟丝子 25g　茺蔚子 18g　枸杞子 15g　木瓜 15g　生三七粉（冲服）3g　丹参 25g　牛膝 15g　旱莲草 25g

可酌加炒谷麦芽、山楂、鸡内金等消结导滞之品，以改善变性和渗出。

【病例】

1. 李某，男，68 岁。

主症： 20 天前，右眼突见红影，视力很快减退到眼前手动。患高血压病 20 多年，嗜酒。发病后，经某院诊治，诊断为右眼视网膜中央静脉阻塞，给服烟酸、路丁、维生素 C、碘化钾等，并嘱到我院中药治疗。到我院后，即停服西药。检查：视力右眼前看手动，左眼 1.5。右眼前节正常，眼底所见视乳头边界模糊，静脉明显扩张、迂曲，动脉变细，A∶V=1∶3，网膜水肿，以乳头为中心的广泛放射状、火焰状出血，黄斑结构不清，且有白色渗出。左眼底动脉呈二期动脉硬化性改变，未见出血和渗出。全身检查：胸部透视正常，血压 180 ／ 110mmHg，胆固醇 270mg。脉弦而有力，舌尖微红，苔黄稍厚，微感头昏。睡眠、饮食、二便尚正常。

诊断： 手少阴心经血瘀里实目病。

治则： 通窍活血，化瘀止血。

方药： 通窍活血汤加旱莲草、荆芥炭。

麝香（冲服）60mg　川芎 25g　赤芍 25g　桃仁 12g　红花 10g　生姜 30g　葱白 30g　大枣 4 枚　旱莲草 25g　荆芥炭 15g　啤酒 500g

服 2 剂后，由于麝香不易购买，而改用血府逐瘀汤加味。

桃仁 12g　红花 10g　当归 10g　生地 15g　赤芍 15g　川芎 10g　柴胡 10g　桔梗 10g　枳壳 10g　牛膝 10g　旱莲草 30g　荆芥炭 15g

服 12 剂后，视力开始好转，出血有所吸收，连续服药 3 个月，视力恢复至 0.6。眼底：乳头边界清，静脉迂曲明显改善，但仍较健眼充盈，网膜出血全部吸收，但沿静脉分枝处网膜有椒盐状改变，黄斑中心凹光反射仍不可见，且有黄色星芒状硬性渗出，色素增生紊乱，间有灰白色条纹。

2. 王某，男，22 岁。

主症：右眼视力障碍两个月，伴眼胀、头晕。检查：视力右眼 30cm 数指，眼前部正常，视乳头边界模糊，视网膜中央静脉高度充盈、迂曲，动脉明显变细，后极部网膜大量火焰状出血，黄斑被出血所淹没，且有黄色星芒状渗出。左眼正常。胸部透视正常，血压、胆固醇均在正常范围内，唯有慢性鼻黏膜炎，经常感冒。舌、脉无明显改变。

诊断：手少阴心经血瘀里实目病。

治则：通窍活血，化瘀止血。

方药：通窍活血汤去姜枣加旱莲草、荆芥炭。

麝香（冲服）60mg　川芎 25g　赤芍 25g　桃仁 12g　红花 10g　葱白 30g　旱莲草 25g　荆芥炭 15g　啤酒 500g

本方去姜枣者，是恐其过于温散。服 18 剂后，视力 0.06，出血开始吸收。再于前方中加三七、当归、泽兰、生蒲黄，以加强活血化瘀，且兼养血扶正，甲珠攻坚散结以除瘀阻。服 15 剂后，视力 0.1，眼底出血全部吸收，唯静脉仍充盈，黄斑白色硬性渗出。

3. 高某，男，47 岁。

主症：左眼视力障碍 7 天，工作时感头昏。视力左眼前数指，眼前部正常。眼底：乳头边界稍模糊，颞侧上下枝静脉充盈、迂曲，伴网膜大量火焰状出血，黄斑结构不清，有片状出血。健侧眼及全身均未发现阳性体征。

诊断：手少阴心经血瘀里实目病。

治则：活血化瘀，清热止血。

方药：血府逐瘀汤加生蒲黄、黄芩、旱莲草。

柴胡 10g　枳壳 10g　桔梗 10g　牛膝 10g　桃仁 10g　红花 10g　川芎 6g　当归 10g　生地 15g　赤芍 15g　生蒲黄（包煎） 25g　黄芩 10g　旱莲草 25g

此例发病时间短，加清热药以清血热，服 7 剂后，出血开始吸收，但较缓慢，故用通窍活血汤去姜枣加旱莲草。

麝香（冲服）60mg　川芎 25g　赤芍 25g　桃仁 12g　红花 10g　葱白 30g　旱莲草 25g　啤酒 500g

服 4 剂后，出血大部分吸收；服 20 剂后，出血全部吸收，视力 0.1，黄斑区留有硬性渗出，色素紊乱，中心凹光反射未恢复。

第三节　原发性视网膜色素变性

本病是以夜盲为特点的慢性进行性疾病，通常发生于双眼，有明显的家族遗传因素，可能是由于视网膜神经组织的非炎性原发性病变所引起。病理上主要特点为视网膜神经上皮层，特别是杆体的退行性改变，以至消失。据历代中医眼科书籍记载，称本病为高风雀目、高风障症。

【病因病机】

根据内眼组织和六经相属学说，本病属肝肾先天不足，阳不胜阴，真阴真阳失去和协而发病。

【临床表现】

自觉症状：本病首先表现为进行性夜盲和进行性向心性视野缩窄，

晚期视力减退，常缓慢发展，终致全盲。早期自觉症状主要为夜盲，常于儿童或少年时期发生，随年龄增长逐渐加重，以致在黄昏时或于暗处行动困难。视野早期为典型的环形暗点，其位置与赤道部相符。中期，其环形暗点逐渐向中心扩展，可能留颞下周边小部分，维持较长时间后才逐渐消失，中心部发展较慢，当仅余中心视野时，视敏度虽然很好，但患者处于管视状态，行动极为不便。后期中心视野消失，患者完全失明。一般患者两眼视野缺损情况基本相似。

眼底检查：在患者初感夜盲时，眼底可完全正常，随着病情发展，眼底变化渐次出现。典型病例的主要改变为视乳头蜡黄色萎缩，血管狭窄和色素改变。其改变的程度，随病程的发展而加重，视乳头色淡而带黄色，称为蜡样视乳头，其边界常微显模糊。血管改变以动脉最为明显，呈一致性狭窄，其狭窄程度反应出严重程度。晚期病例的动脉几乎呈线状，在离开视乳头组织不远处，即难于辨认而似消失，但不变为白线，亦无白鞘包绕。色素沉着开始于赤道部，由有突或分枝的黑点组成，逐渐增多加大，聚集为墨黑色的蜘蛛状或骨细胞样斑点，有时为不规则条状，常覆盖于视网膜血管，特别是静脉上。在病情进行中，色素沉着向周边和中心扩展，直到满布全部眼底，但少见侵犯黄斑者，眼底极周边部亦较长期不受影响。黄斑部常发暗，并具有一种特殊光泽，多不见中心凹反光。在无色素沉着区域，视网膜呈青灰色调。后期，脉络膜血管硬化，表现为带黄色或白色条纹，最后视网膜萎缩，色素沉着失去骨细胞形态，而呈大团块状，且可伴有类似炎症的反应。玻璃体一般清晰，有时可见少数点状或线状混浊。

【辨证施治】

根据内眼组织和六经相属学说，视网膜属肝，一切眼中色素属肾，故本病应归足少阴肾和足厥阴肝两经合病。由于少阴厥阴里虚，真阳不足，阴气偏胜，真阴、真阳不能协调，而致阳不胜阴，故出现夜盲。肝木过虚而精气不能上承于目，目失所养，故视物不清，以致失明。

治则：滋补肝肾，益精明目。

方药：驻景丸加减方。

菟丝子 250g　楮实子 250g　茺蔚子 180g　枸杞子 60g　前仁60g　木瓜 60g　寒水石 100g　河车粉 100g　生三七粉 150g　五味子60g

共研为细末，蜜丸，每日空腹服 30g，用米泔水煎鲜猪肝 60g，夜明砂 60g 送下。

方解：本方义在调肝滋肾，大补真元。方中加鲜猪肝，取其血肉之品，直补肝脏之义；加夜明砂，取其能入肝而散血明目。

【病例】

1. 蒲某，女，12 岁。

主症：2 岁左右发生夜间看物不清。7 岁上学时，查视力不佳，且有明显夜盲。经重庆某医院检查，诊断为视网膜色素变性，无特殊治疗，给鱼肝油丸口服无效，故来院要求中医治疗。在其家族中，一弟无夜盲，父母非近亲联姻，祖母有夜盲，晚年失明，曾祖辈情况不详。检查：视力右眼 0.6，左眼 0.4。双眼前节正常。眼底可见双视乳头色轻度蜡黄，边界尚清，视网膜动脉稍细，网膜色调较暗秒，黄斑中心凹光反射消失，周边网膜满布蜘蛛样色素，部分地区堆集较多。视野向心性缩窄 30°。

诊断：少阴厥阴里虚内障目病。

治则：滋补肝肾，益精明目。

方药：驻景丸加减方。

楮实子 300g　菟丝子 300g　茺蔚子 180g　木瓜 150g　三七 100g　枸杞 150g　黑豆 150g　鸡内金 120g　猪肝粉 300g

共研细末，蜜丸，每次服 15g，每日服 3 次，连服 3 个月后，视力有提高，右眼 0.9，左限 0.8；视野无明显改变。两年后复查，视力未下降。

2. 郭某，男，30 岁。

主症：自幼夜盲，视野缩窄 7～8 年，白天视力减退 1～2 年，经一些医院检查，诊断为视网膜色素变性。在其家族中，父母为姨表联姻，哥哥无类似眼病，祖辈情况不详。检查：视力右眼 0.8，左眼 0.9；双眼视野均呈管窥状，右眼 20°，左眼 15°；双眼前节正常，视神经乳头色蜡黄，边界欠清，视网膜血管明显变细，以动脉更为明显，视网膜呈青灰色调，眼底满布骨细胞样色素，周边部密集，后极部稀少，血管旁及黄斑区有散在黄色小点，中心凹光反射不可见。服驻景丸加减方半年余，双眼视力 1.0，但视野和眼底无明显改变。追踪观察 13 年，视力未下降。

根据临床观察，中药似对部分患者具有阻止或减缓病情发展的作用。

第四节　视网膜脱离

视网膜脱离属中医云雾移睛或视瞻昏眇范畴。

视网膜与色素上皮之间，存在着潜在性空隙，视网膜脱离是指视网膜的内九层与色素上皮之间发生分离。临床上习惯将视网膜脱离分为原发性和继发性两种。继发性视网膜脱离，是指由眼部其他疾病所致，如渗出性视网膜脉络膜炎、外伤、出血、脉络膜肿瘤等，原因较为明确。原发性视网膜脱离，是指发生原因不明的类型，是由视网膜和玻璃体变性为前提，继受外力冲撞，造成视网膜裂孔，液化的玻璃体流入网膜下，而造成视网膜脱离，常见于高度近视和老年性视网膜退变者。在此将重点讨论原发性视网膜脱离。

【病因病机】

由于三阴里虚，气、精、血不能上荣于目，致使气虚不固，经络失调，或由外伤及其他眼病引起。

【临床表现】

自觉症状：视网膜脱离发生之前，常有眼前火花和闪光幻视。继而出现视力减退，视物变形和眼前黑影遮挡。如果病变累及黄斑区，则中心视力明显障碍；视网膜全脱离时，视力可仅存光感，以致全盲。

检查：前房可以较深，房水中可有浮游细胞，角膜后色素沉着。视网膜发灰或呈灰白色，呈波浪状隆起。脱离高者，可呈球状或叠峦状隆起。全脱离时，网膜隆起呈漏斗状，视乳头被掩盖，脱离的网膜随眼球的转动而飘动。视网膜的血管爬行其上，迂曲起伏，在网膜脱离处往往可以找到裂孔，一般为一个孔，部分患者为数个裂孔。小裂孔或不规则形裂孔，常位于视网膜血管附近，形态上与出血不易区别，须多次仔细检查。

【辨证施治】

根据内眼组织和六经相属学说，玻璃体属于手太阴肺经。结合现代医学病理，本病的发生即是以视网膜和玻璃体变性为前提，治疗则首先应以补肺阴之法来生津益气，意在填充了玻璃体，以顶回视网膜。继之以补肝益肾，改善视网膜的代谢，从而气、精、血等类精纯物质得以源源不断地输送到视网膜内，视网膜的营养就能获得改善，视网膜的正常功能就可望获得恢复。

治则：益气固脱，兼补肝肾。

方药：

（1）生脉散加味。

南沙参 120g　麦冬 30g　五味子 10g　苡仁 30g　枸杞子 15g　木瓜 15g　丹参 15g

方解：方中用沙参、五味子、麦冬生津益气，生津即可以生精，益气即可以固脱；苡仁利水渗湿，以消视网膜下积液；枸杞子补肾；丹参活血，使目得血而能视；木瓜疏肝，因网膜应属肝经，肝性喜条达而不可郁，故以疏肝为要。

（2）驻景丸加减方。

参见"渗出性视网膜炎"部分。

【病例】

张某，女，45 岁。

主症：自幼近视，逐渐发展为高度近视。十多天前，左眼视力突然减退，眼前有黑影遮挡，并逐渐加重。检查：视力右眼 0.04，左眼前手动。右眼前节正常，眼底为高度近视改变。左眼轻度睫状充血，睫状区有压痛，房水闪光（＋），周边晶状体呈放射状混浊。视网膜呈漏斗状全脱离，赤道部网膜呈灰白色幕状高起，后极部脱离稍低，尚可窥见部分正常红色眼底，黄斑中心凹处有一红色区，似一裂孔，眼压极低。

诊断：三阴里虚目病。

治则：生津益气，兼补肝肾。

方药：生脉散加味。

明沙参 60g　麦冬 25g　五味子 6g　木瓜 10g　补骨脂 20g

配合西药强的松 5mg，一日 3 次，口服；1%阿托品液、0.25%氯霉素液点眼。

治疗 17 天后，视力增加，右眼 0.1，左眼前数指；眼压已升起，接近正常；上方视网膜已平复，下方视网膜用 +5D 窥见，水囊状突起度降低。治疗 4 周后，视网膜全部回贴良好，玻璃体轻度混浊，乳头边界模糊，近乳头部视网膜稍高起，有微黄色皱褶，黄斑区模糊，未见裂孔，明显豹纹状眼底，视力右眼 0.2，左眼 0.02。

改服下方，以防复发。

楮实子 25g　菟丝子 25g　茺蔚子 18g　枸杞子 12g　郁金 12g　丹参 25g　南沙参 30g　五味子 6g　麦冬 25g　木瓜 10g　补骨脂 30g

7 天后，视网膜完全平复，视乳头边界稍模糊，黄斑中心凹有白色机化物和网膜放射状皱折，其余视网膜的黄色线条已消失。追踪观察 6 年，未见复发。

第五节　视网膜劈裂

视网膜劈裂，又称视网膜层间分裂症，属中医云雾移睛和视瞻昏眇范畴。

视网膜劈裂与视网膜脱离的区别，在于前者指视网膜内层与其余网膜组织发生分离，而后者则指视网膜最外层与其余视网膜组织发生分离。视网膜劈裂可发生在先天性发育异常或后天变性基础上，前者多发于儿童及青年人，有遗传倾向。后者则发生于老年人或近视眼患者。

【病因病机】

三阴里虚，真精不足，气虚不固，经络失调，而致视网膜发生层间分离。

【临床表现】

自觉症状：儿童常因斜视或学龄时发现视力不好，去医院检查，始被发现；成人可有飞蚊幻觉、闪光感和视力减退。

眼底检查：病变多发生在颞下象限，双眼对称，半透明的纱膜呈半球状隆起，愈向周边部愈高，视网膜血管伴行其上，由于膜的厚薄很不一致，故有的可透见后面的视网膜或脉络膜血管，有的则不能透见。视乳头颜色正常或稍淡，边缘清楚。有的病例呈假性视乳头炎。动静脉的比例正常，血管周围可有白鞘，视网膜的小血管常闭锁呈白线状。黄斑中心反光消失，早期有浅层或深层视网膜线条，晚期则被萎缩斑或色素沉着所代替，病程进展极慢。当发生裂孔时，可导致视网膜脱离。

【辨证施治】

其立法机理和方药，均与"视网膜脱离"相同。

【病例】

李某，女，6 岁。

主症：因双眼睑浮肿，视物不清，到医院检查后发现双眼颞下方视网膜成半球状隆起 +4D ～ +5D，未找到裂孔，视乳头包好、界清，黄斑区有水肿条纹，中心凹反射消失。视力右眼 0.3，左眼 0.2。

诊断：太阴里虚目病。

治则：补肺生精，益气固脱。

方药：生脉散加味。

明沙参 60g　麦冬 25g　五味子 6g　木瓜 10g　补骨脂 20g　苡

巴蜀名医遗珍系列丛书

仁 25g

服 24 剂后，双眼视网膜平复，六点钟位周边网膜仍呈灰白色，血管稍弯曲，呈浅脱离状，下方赤道部网膜有小圆点状白色渗出，黄斑区亦有小圆点状渗出，轻度水肿。

原方加煅炉甘石以助苡仁祛湿，加滑石以使有形之水入下焦。

服 10 剂后，双眼视网膜全部回贴。三面镜检查发现：双锯齿缘似有分离，但界限很不清楚。为预防脱离，乃行双眼视网膜冷冻术，并继续服中药巩固。视力恢复至右眼 1.2，左眼 1.5；双黄斑区遗留色素病变，中心凹光反射恢复，下方视网膜色素紊乱。

第十二章　视神经病变

第一节　视神经炎

　　视神经起自视乳头而止于视神经交叉。由于炎症发生的部位不同，眼底改变也不一致，疾病名称也各异。如炎症发生于视乳头，引起视乳头充血、边界模糊等症状时，称为视神经乳头炎。如炎症开始于球后视神经阶段，乳头正常或仅有轻微充血性改变，称为球后视神经炎。炎症波及较广泛的视网膜者，称为视神经网膜炎。

　　历代中医眼科书籍记载，本病目外无证候而视物不明，属内障眼病。如发病急剧，数日内视力骤减，仅存光感，甚至黑蒙者，属暴盲范畴；视力逐渐减退，属视瞻昏眇。

【病因病机】

　　根据内眼组织和六经相属学说，视神经状类经筋，应属足厥阴肝经，然目系通于脑，脑属肾，而肝肾同源，故视神经疾病属肝肾二经。

　　由于足少阴肾及足厥阴肝经里虚，精血不足，目失涵养。如果卫外不固，风、寒之邪则可乘虚而入，闭塞目中玄府，而致视物不明；或情志郁结，肝失疏泄，玄府闭塞，亦可致目昏。

【临床表现】

　　自觉症状：自觉视力减退或有头痛，眼珠疼痛或眼珠转动时疼痛，有时恶心。

　　检查：有中心暗点、生理盲点扩大和视野缩窄。①视神经乳头炎：视力黑蒙时，瞳孔散大，直接对光反射消失。眼底：视乳头边界模糊，色泽潮红，血管扩张。由于视乳头水肿，视乳头可略大于正常，并高于视网膜平面，但一般不超过 2～3D。由于渗出物是不透明的，可使乳头微带暗灰色调。视网膜中央静脉由于水肿和渗出物的压迫，而颜色发暗、粗大、迂曲明显。炎症后期，充血、渗出消失，常遗留炎症后的视神经萎缩。②视神经网膜炎：当视乳头炎严重时，视乳头的水肿和渗出蔓延到邻近的视网膜组织，特别是黄斑部可见有水肿、放射状皱褶和点状或扇形星芒状渗出，视乳头周围可有少量出血，视乳头前的玻璃体可有尘状混浊。③球后视神经炎：早期眼底可完全正常，或视神经乳头轻度充血，边界稍模糊，视网膜中央静脉轻度扩张。后期当视神经出现下行性萎缩时，方才出现视乳头颞萎缩，甚至完全萎缩。本病的早期诊断，依赖细致的视野检查，找出暗点，视野缺损。

【辨证施治】

本病临床表现以正虚邪实居多，即少阴厥阴里虚，而兼有外邪入侵为患。《审视瑶函》说："倘正气虚而邪有余，必先驱其邪，而后补其正气，斯无助邪害正之弊。"辨证时只有细心收集病史和仔细分析临床症状，才能得出正确诊断，给予恰当的治疗，有邪必先驱其邪，而后扶其正。

临床上多数患者有感受寒邪或感受风邪的病史，具有起病急、头昏头痛、眼珠胀痛，甚者恶心呕吐等邪实症状。

1. 寒邪直中足少阴肾经，闭塞目中玄府

分为以下两种证型：①少阴伤寒表实，太阳与少阴同病：两眉头痛，涕如清水，脉沉而紧。②少阴里实：外无表现，房事后或梦遗后伤于寒。由于肾脏空虚，外面寒邪乘虚直中，闭塞了目中玄府，因而失明。

治则：前者解表固里；后者温肾散寒。

方药：麻黄附子细辛汤。

麻黄 6g　附子 12g　细辛 6g

方解：前者，以麻辛攘外患，用附子固后防；后者，以附子做向导，引麻辛除内忧。一方二用，可见临证应用变化之妙。

2. 风邪为患

病证：风邪留滞三阳，干犯三阴，闭塞目中玄府。症现眼珠胀痛，前额、眼眶、太阳穴以及项背酸强等。

治则：疏解三阳风邪，而开目中玄府。

方药：柴葛解肌汤去姜枣。

柴胡 12g　葛根 15g　甘草 6g　黄芩 10g　白芷 12g　桔梗 6g　白芍 15g　石膏（先煎）15g　羌活 3g

方解：方中用羌活解太阳表邪，葛根、白芷解阳明表邪，柴胡解少阳表邪；石膏辛凉以清热，黄芩、白芍酸苦以泄热；桔梗开肺气；甘草和中，使内犯之邪仍从三阳而除。

3. 情志郁结，肝失疏泄，玄府闭塞

病证：头昏目眩，眼珠胀痛，口苦咽干，或兼胸胁不舒。

治则：疏肝解郁，清热补血。

方药：丹栀逍遥散。

柴胡 10g　当归 12g　白芍 10g　白术 10g　茯苓 10g　甘草 3g　薄荷（后下）6g　煨姜 6g　丹皮 10g　栀子 6g

方解：方中用当归、白芍养血柔肝；煨姜以增其调和之力；柴胡疏肝解郁，薄荷以增调达肝气之功；茯苓、白术、甘草培补脾土；丹皮、栀子以清心热。

4.足少阴肾经及足厥阴肝经里虚，阴弱不能配阳

病证：目眊眊无所见，而外无现症。

治则：滋养肝肾，益精明目。

方药：驻景丸加减方。

楮实子 25g　　菟丝子 25g　　茺蔚子 18g　　枸杞子 15g　　前仁 10g　　木瓜 15g　　寒水石（先煎）10g　　河车粉（冲服）10g　　生三七粉（冲服）3g　　五味子 6g　　鲜猪脊髓 60g

方解：方中用楮实子、菟丝子、枸杞子、车前子、五味子、茺蔚子益肝肾，补精血；木瓜调理肝经气机；河车粉大补真元；寒水石抑河车粉之温；三七补血活血；猪脊髓填精补髓。

视神经视网膜出现水肿时，加苡仁、茯苓、豆卷等以渗湿消肿；有渗出物瘀积者，加郁金、丹参、丹皮、赤芍、五灵脂等以疏肝行气，活血消瘀；另可选加鸡内金、山楂、炒谷芽、炒麦芽等助消积滞；如有气血不通，郁遏经络之头痛眼胀者，加丹参、郁金、五灵脂等行气活血祛瘀之品。

【病例】

1.宋某，男性，44 岁。

主症：双眼突然视力减退，如在阳光下视物则头微昏，起病已有 5天。西医检查：视力双眼 0.02，外眼、间质和眼底均未查见异常，未作处理。患者本知医理，便自行处方，以六味地黄汤加减煎服，连服 5 剂无效，故来院诊治。诊舌、脉无特殊表现，再详细追问病史，得知患者于发病前一天午睡中梦遗，下午外出淋大雨，次晨起床后即感视物模糊。根据病史，乃肾脏空虚，外感寒邪，乘虚直中少阴，闭塞了目中玄府，因而视力减退。

诊断： 少阴厥阴内障目病。

治则： 温肾散寒。

方药： 麻黄附子细辛汤。

麻黄 6g　附子（先煎）12g　细辛 6g

服上方 6 剂，视力好转，右眼 0.3，左眼 0.1，头痛已解，改服桂枝加附子汤。

附片（先煎）18g　桂枝 10g　白芍 10g　甘草 10g　生姜 10g
大枣 1 枚

其意在振肾阳而填其虚，使外来之邪仍从太阳而出。服 10 剂，视力右眼 0.4，左眼 0.3。眼底视乳头边界稍模糊，后极网膜反光增强，黄斑中心凹光反射不清，网膜中央静脉轻度扩张。改服真武汤加减：

附片（先煎）18g　茯苓 10g　白芍 10g　生姜 10g　炒谷芽 30g　炒
麦芽 30g　丹参 25g

此方意在振奋肾阳，以使水流顺行，不溢不泛，眼中水肿得以消除。服上方 18 剂，视力恢复至右眼 1.0，左眼 0.9；眼底除乳头颞侧稍淡外，余症均恢复正常。

2. 吴某，女，40 岁。

主症： 双目突然失明 3 天。发病前两个月，曾患肺炎，在某医院治疗，症愈后一天早晨起床后，突然视物不清，渐进性加重，几天后不能自由行走，伴头昏项强，太阳穴及眼珠胀痛，畏光，恶心。面部起红色疹子，瘙痒。发病后，即在某医院治疗，给肌注青链霉素，口服强的松、维生素 B_1 等，均无明显好转而来我院。检查：视力双眼 0.05，双眼前节正常，双视乳头充血，边界模糊，高起约 2D，网膜中央静脉曲张，黄斑中心凹光反射消失，后极部网膜反光稍增强，未见明显渗出及出血。舌苔薄黄，脉数微洪。

诊断：少阴厥阴目病。

辨证：风邪留于太阳经脉故项强；邪留阳明则眼胀、畏光、恶心，面部起红疹、瘙痒；邪留少阳则太阳穴疼痛，邪闭目中玄府则目视不明；苔薄黄，脉洪数是风邪化热的证据。综合起来，应为邪留三阳，内窜而闭塞目中玄府所成的内障目病。

治则：疏解三阳，令邪外达，则玄府自开。

方药：柴葛解肌汤加减。

藿香（后下）15g　草豆蔻9g　柴胡15g　羌活3g　炒白附子（先煎）15g　葛根25g　胆南星3g　桔梗6g　黄芩15g　白芍15g　石膏（先煎）25g

方解：方中用羌活疏解太阳之风邪；葛根、白附子、胆南星疏解阳明，柴胡疏解少阳；石膏辛凉以清热；黄芩、白芍酸苦以泄热；桔梗开肺气；藿香、草蔻和胃止呕恶；甘草调和诸药。共同起到疏风清热，和胃止呕，驱邪外达，玄府自开的目的。

服上方12剂，眼胀、头痛明显减轻，视力好转，右眼0.4，左眼0.3。再服12剂，以上症状均愈，唯视力尚差，右眼0.4，左眼0.4。改服下方以滋养肝肾，益精明目，清热，祛风，开窍。

楮实子25g　菟丝子26g　茺蔚子18g　生三七粉（冲服）3g　枸杞子15g　木瓜15g　丹参25g　僵蚕15g　生地15g　麝香（冲服）60mg

服22剂，视力增至右眼1.2，左眼1.0。眼底检查：双视乳头色稍淡，边界尚清楚，血管比例正常，黄斑中心凹光反射恢复，动脉管壁反光稍增强。

3. 陈某，女，18岁。

主症：半月前淋雨后感冒发烧，一天多后烧退，7～8天后双眼突然视物模糊，又过2～3天后，双眼失明。全身无不适感，眼部除双目失明外，眼不胀，不痛。检查：双眼视力光感，双瞳孔散大，直径6mm，对光反射迟钝，双视乳头充血，边界模糊，视网膜静脉充盈、弯曲，黄斑中心凹光反射消失。舌苔薄白，脉沉细。

诊断：少阴厥阴内障目病。

辨证：本例虽有外感病史，但无外感症状，说明表邪已去；双目失明和脉沉细是说明少阴厥阴里虚。

治则：滋养肝肾，益精明目，利湿消肿。

方药：驻景丸加减方。

楮实子25g　菟丝子25g　茺蔚子18g　枸杞子12g　生三七粉（冲服）3g　前仁10g　苡仁30g　茯苓10g　木瓜10g

方解：方中用楮实子、菟丝子、茺蔚子、枸杞子滋养肝肾；三七粉化瘀生新；前仁、苡仁、茯苓利湿消肿；木瓜调肝。

服上方4剂后，视力开始好转，双眼前数指；服6剂后，视力双眼0.1，乳头水肿减轻。上方去前仁、茯苓，加丹参、郁金，以活血化瘀，疏肝解郁。服15剂后，双眼视力0.6。检查：视乳头颞侧稍淡，边界清，肿消，黄斑反光点存在，血管仍轻度充盈。于第二次方中加石菖蒲0.5g，以开窍；服14剂后，视力右眼1.0，左眼1.2，眼底同上。

第二节　视神经萎缩

视神经萎缩，是各种原因所致视神经退行性改变。轻者，中医称为视瞻昏眇；重者，完全失明，中医称为青盲。本病治疗比较困难，但早期治疗可促进尚未死亡的细胞之功能复苏，部分患者可获一定程度的视力恢复。

【病因病机】

本病总的病机为目中玄府闭塞，而致目视不明。可由视神经、视网膜病或其他病演变而来；或先天禀赋不足，或头部外伤、肿瘤压迫所致。

【临床表现】

自觉症状：视力减退，视野缩小，甚至完全失明。

检查：根据视乳头形态而分为两类：①原发性（单纯性）萎缩：乳头边界清楚，视网膜和血管基本正常。②继发性萎缩：乳头边界模糊，视网膜血管常有鞘膜，视网膜有明显病变。

所有不同类型的视神经萎缩，不论其原因和发病机理如何，都具有一个相同点，即视乳头萎缩，视乳头的颜色由淡红色变为苍白色。原发性视神经萎缩，乳头呈纯白色或稍呈蓝色，筛板的灰色斑点显露；如果仅限视神经黄斑束受损害，则出现视乳头颞侧的扇形苍白，多伴有中心暗点。视神经炎性萎缩的乳头污浊灰白。视网膜病所造成的萎缩，一般乳头呈蜡黄色。视神经萎缩的晚期，中央血管显著变细、变直，小血管消失。当视力减退到严重程度时，瞳孔可稍现扩大，直接对光反射不能持续，最后在将近失明时瞳孔散大，直接对光反应消失。

【辨证施治】

由于视神经萎缩的病因比较复杂，证型表现多样，临床根据病机和现症的不同，大体可以分为虚证、实证和虚中夹实三种类型。

1. 肝肾不足型

病证：视物昏花，腰酸腿软，遗精盗汗，阴囊汗出，耳鸣，记忆力减退，失眠多梦，头昏，舌质淡红，苔薄白，脉沉细。

治则：滋养肝肾，佐以祛风开窍。

方药：驻景丸加减方。

楮实子 25g　菟丝子 25g　茺蔚子 18g　枸杞子 15g　木瓜 15g　三七粉（冲服）3g　猪脊髓 60g　麝香（冲服）60mg

头晕者，加天麻；腰腿酸软者，加续断、牛膝、桑寄生、鹿角片、骨碎补之类；有梦遗者，加封髓丹；无梦遗者，加五倍子；盗汗、阴囊汗出者，加龙骨、牡蛎；失眠、多梦者，加枣仁、夜交藤、琥珀、朱茯神之类；耳鸣、记忆力减退者，加南沙参、远志、石菖蒲之类。

2. 风邪留滞三阳，干犯三阴，闭塞目中玄府

病证：除眼部现症外，兼现三阳合病的一组症状。

治则：疏解三阳风邪，而开目中玄府。

方药：柴葛解肌汤加减。

藿香（后下）15g　草豆蔻 9g　柴胡 15g　羌活 3g　炒白附子（先煎）15g　葛根 25g　胆南星 3g　桔梗 6g　黄芩 15g　白芍 15g　石膏（先煎）25g

方解：参见"视神经炎"。

3. 风痰阻络，闭塞目中玄府

病证：视物昏蒙，口眼㖞斜，时作抽掣状，头昏头痛，脉弦，苔白或淡黄。

治则：祛风化痰通络。

方药：正容汤加减。

炒白附子（先煎半小时）15g　胆南星 3g　白僵蚕 12g　防风 15g　钩藤 15g　赤芍 15g　木瓜 15g　松节 25g　法夏 10g　全蝎 2 个

方解： 方中用白附子祛头面之游风；钩藤、防风、僵蚕、全蝎佐之；胆星、法夏祛风化痰；木瓜、松节舒筋通络；赤芍活血清血。共同发挥祛风化痰，舒筋通络之效。

4. 热气沸郁，玄府闭塞

病证： 高烧后双目不能视，神志不清，健忘，全身颤抖，四肢活动失灵，阵发抽搐，舌苔淡薄，脉沉细或弦数而细。

治则： 凉肝息风开窍。

方药： 自制息风丸。

柴胡 15g　玄参 10g　僵蚕 12g　羚羊角 0.6g　牛黄 0.3g　麝香（冲服）60mg　川芎 10g　桔梗 6g　细辛 3g　全蝎 2 个　赤芍15g　菊花 15g

方解： 方中用羚羊角、牛黄、全蝎以凉肝息风；紫草、赤芍清血热，佐川芎以辅之；菊花、僵蚕清风热；桔梗宣通肺气；玄参养肾阴；牛黄、麝香芳香开窍，细辛走表，使病从表达。

5. 肝郁血虚型

病证： 视物昏花，情志不舒，胸胁闷胀，咽干口苦，头昏神倦，月经不调，苔薄，脉细或弦。

治则： 养血调肝，疏肝解郁。

方药： 逍遥散加减。

柴胡 12g　当归 12g　白芍 15g　茯苓 12g　木瓜 15g　丹参 25g　郁金 15g　白术 10g

方解： 方中用柴胡、木瓜、郁金疏肝解郁；当归、白芍、丹参养血调肝；白术、茯苓健脾益气。肝气调畅，脾得健运，目得气血之正常濡养。

此外，外伤导致本病者，有热先当平肝清热，方用石决明散加减；有瘀则应活血化瘀，方用桃红四物汤或血府逐瘀汤；后期则应滋养肝肾，祛风开窍，方用驻景丸加减方。

【病例】

1. 董某，男，29 岁。

主症： 双眼视力下降一年余。一年多前，双眼视力进行性下降，做汽车驾驶员工作感到困难，经某医院检查：视力右限 0.05，左眼 0.01。给眼明注射液、胎盘组织浆注射，肌肝片、维生素 B_1 口服，无明显效果。患者曾来信请求寄中药方，当时即寄去驻景丸加减方。服后感到视力有进步，遂来院诊治。检查：视力右眼 0.1，左眼 0.3，眼前节正常。眼底：双眼视神经乳头色淡，边界清楚，黄斑中心凹光反射消失。双眼周边视野基本正常，有比较中心暗点，颅骨 X 线摄片正常。舌质正常，苔薄黄，脉沉细。

诊断： 少阴厥阴里虚内障目病。

治则： 滋水涵木，活血开窍。

方药： 驻景丸加减。

楮实子 25g　菟丝子 25g　茺蔚子 18g　木瓜 15g　枸杞子 15g　三七粉（冲服）3g　麝香（冲服）60mg　丹参 25g

服上方后，视力增至右眼 0.5，左眼 0.8；服 27 剂后，视力右眼 0.8，左眼 0.9，双黄斑中心凹光反射恢复，中心暗点消失；服 90 剂后，视力右眼 1.2，左眼 1.0。双视乳头颞侧色淡，余未查见异常。

2. 毛某，女，36 岁。

主症： 双眼视力减退已 10 多个月。于 10 个月前的一天，突然感觉双眼卡涩，继后则视物不清。双眼不红、不肿，眼珠有时发胀，时有头昏如蒙，头部两侧及两眼外眦不定时灼痛，一瞬即过。怕冷风，腰腿酸痛，气短，胃脘痞闷，嗳气，吐涎痰，食量大减，面容憔悴，精神萎靡，思睡，多恶梦，性情急躁。经中西药治疗近一年，无效，只是服了大量人参精后，感精神好转，身体也胖了，但双眼视力继续下降。

患者发病初，经某医院检查，诊断为球后视神经炎。半年后，经某医院复查：双眼视力 0.03，双视乳头呈灰白色，边界清楚，动脉显著变细，黄斑中心凹光反射消失。诊断为双眼视神经萎缩，采用新针疗法治疗，视力由 0.03 上升到 0.08，但继续坚持针灸治疗一月，而视力再无增长，故来我院服中药治疗。

诊断：三阳合病，干犯三阴。

辨证：本病为风邪留滞三阳，内犯三阴，闭塞目中玄府，致视物不清。风邪留滞三阳，三阳之气不能宣达，以致正气不能上升于头，故有眼胀、头昏、头痛等症出现。风邪留滞阳明经脉，故有胃脘痞满、食量大减、口吐涎痰。风邪阻滞太阳经脉，故有怕风、腰腿酸痛、头部两侧和两眼外眦不定时灼痛，此为风邪留滞在少阳经的结果。

治则：疏解三阳风邪，开目中玄府。

方药：柴葛解肌汤。

柴胡 12g　粉葛 15g　白芷 12g　羌活 6g　桔梗 6g　黄芩 12g　生石膏（先煎）15g　白芍 12g　甘草 6g

服药 10 剂后，双眼视力由 0.08 上升到 0.4；服 28 剂，双眼视力 0.8；服 42 剂后，双眼视力 1.5，全身症状亦随之大减。因头痛尚未痊愈，故在原方中去甘草，加炒白附子 10g（先煎半小时），松节 30g，胆南星 3g，草蔻 10g。带药方回家治疗。3 个月后，患者来信说，视力稳定，但头仍有轻微疼痛。拟方如下：

松节 30g　炒白附子（先煎）10g　胆南星 3g　柴胡 12g　白芍 15g　当归 12g　川芎 12g　生地 12g　木瓜 10g

两个月后，患者家属来信说，毛某服药后，诸症悉愈。

一年后随访： 她双眼远近视力均为 1.5，双眼视乳头色淡，左眼较右眼更淡，颞侧苍白，边界清楚，视网膜动脉普遍变细，与静脉之比为 1∶2，左眼黄斑颞下方有一约 3mm 大小的陈旧病灶，双黄斑中心凹光反射较正常者稍弱，黄斑区反光稍增强。双周围视野基本正常，双眼尚有 3～5 度旁中心比较暗点。

3. 李某，女，58 岁。

主症： 右眼失明一月，一月前觉头部不适，继而发现右眼失明。左眼无异常。经某医院检查，诊断为右眼视神经萎缩，治疗无效，故来我院。患者于 10 年前曾患中风，后遗口角向左偏斜，且时作抽搐。检查：右眼瞳孔直接对光反射微弱，视力仅有光感，视乳头苍白，边界不清，血管变细，黄斑中心凹光反射消失，脉弦。

诊断： 少阴厥阴里虚夹实目病。

辨证： 根据上述病情，系风邪阻络之证。由于患者 10 年前曾患中风，经治疗后主症消失，但余邪未尽，留滞经络，故后遗口角向右偏斜，时作抽搐。风邪留滞日久，"风气逆于肝"，影响肝虚血滞，不能上荣于目，遂致右眼失明。

治则： 养血通络，祛风解痉。

方药： 正容汤加减。

首乌 30g　枸杞子 15g　赤芍 15g　川芎 10g　炒白附子（先煎）10g　杭白芍 15g　僵蚕 15g　全蝎 3 个　松节 30g　木瓜 15g　远志 3g　甘草 3g

服上方一月，视力逐渐好转，右眼远近视力恢复到 0.5，乃以丸药善其后。

方药：自制经验方。

首乌 300g　　松节 300g　　白附子 150g　　全蝎 20 个木瓜 150g　　僵蚕 120g　　北辛 50g　　羚羊角 6g　　麝香 0.6g　　玄参 100g

共研细末，水调为丸，如梧桐子大，每次 10 丸，日 2 次，空心服。

两年后随访，她的视力仍稳定。

4. 胡某，女，12 岁。

主症：半年前患脑膜炎后，双目失明，头昏，全身颤抖，健忘，神志欠清楚，语音尚清晰。检查：双眼视力光感不确，眼前节正常，双视乳头苍白，边界模糊，血管较正常者细，脉弦细。

诊断：少阴厥阴里虚夹实内障目病。

治则：先清肝息风开窍，继以养心安神。

方药：自制息风丸加减。

牛黄 0.3g　　全蝎 2 个　　木瓜 15g　　麝香 0.06g　　肉苁蓉 25g　　巴戟 10g　　玄参 10g　　竹茹 15g　　丹皮 12g　　羚羊角 0.6g

本方用羚羊角、牛黄、全蝎以清肝息风；木瓜以柔肝；麝香和牛黄以芳香开窍醒脑；肉苁蓉、巴戟补肾阳；玄参养肾阴，以达阴阳双补之功；竹茹降逆通络；丹皮清心凉血。

服 2 剂后，全身颤抖消失，而现头昏、耳聋，此为虚多实少之证。改固肾、养心安神之法，用加减宁神汤。

鹿角霜 25g　　肉苁蓉 25g　　远志 3g　　枣仁 10g　　当归 10g　　白术 10g　　龟板（先煎）10g　　砂仁（后下）10g　　明沙参 25g　　甘草 3g

服上方一月余，视力逐渐增加，能分清白天和晚上。后因未坚持治疗，又出现头晕、抽搐、呕吐、小便不畅、脉左浮右伏，此属风火之邪未尽，改用清热除湿祛风之法治疗。

篇蓄 15g　瞿麦 15g　竹茹 15g　牛黄 0.3g　僵蚕 15g　龙骨（先煎）15g　天麻 10g

服 4 剂后，诸症好转，但记忆力差，心中难受，再用养心安神之法。

枣仁 10g　柏子仁 10g　山药 25g　琥珀渣 10g　党参 25g　丹皮 15g　甘草 6g

患者间断服药 7 个月，右眼视力远 0.1、近 0.4，左眼 33cm 数指，眼底情况同前。

5. 张某，男，9 个月。

其母代诉：患儿初生 12 天，曾发高烧。刚满半岁时，又再次高烧，并有头摇、手足躁动、紧握拳头等表现。观察双眼，外表与常人无异，但不能寻找目标。在某医院治疗无效，转来我院治疗。据某医院散瞳检查：双眼视乳头苍白，双眼底颞侧网膜均有 4～5 个乳头直径大的灰白色发亮病灶。诊断为：①迁延性眼内炎，继发性视神经萎缩。②视网膜母细胞瘤待查，当时体温 38℃，经小儿科会诊治疗后烧退。

诊断：三阴里虚夹实内障目病。

辨证：此病案发烧虽然控制，但余邪未尽，且热久伤阴。肾水虚，不能济肝木，以致虚风内动，并出现头摇、手脚躁动、紧握双拳等症。又因神经属肝，肝肾受病日久，神散精亏，真元不足，无以上达眼目营养视神经，而致视神经发生萎缩。目中玄府因衰竭自闭，郁遏光明，故外眼虽与常人无异，实则目盲不能视物。黄斑属脾，颞侧视网膜病灶累及黄斑，应视为毒邪瘀滞在肝、肾、脾三经的表现。

治则：滋肾补肝健脾，疏风清热解毒。

方药：驻景丸加减。

楮实子 15g　菟丝子 15g　茺蔚子 6g　木瓜 3g　枳壳 6g　僵蚕 3g　石决明（先煎）12g　蒲公英 3g　炒谷芽 25g　炒麦芽 25g

服上方 3 剂后，头摇和双手紧握的现象减轻。于上方中去僵蚕、枳壳，加金钱草 10g，引肝热下行，从小便而解；加细辛 1.5g，开玄府，以启光明。

服 4 剂后，其母发现患儿可以找大目标，但又时发呕逆，饮食减少。处方：

楮实子 15g　菟丝子 15g　茺蔚子 6g　木瓜 3g　防风 10g　白豆蔻 6g　三七粉（冲服）3g　河车粉（冲服）10g　寒水石（先煎）10g　建菖蒲 3g　山茱萸 10g

本方加白豆蔻以温胃降逆，防风祛风；河车粉大补真元；寒水石清肾热；三七粉化瘀生新；建菖蒲开窍；山茱萸益精明目。嘱患者带本方回当地常服。12 年后，其父来信说：服此方 100 剂左右，小孩握拳、头摇已愈；双眼能见大型物体，可以自行上梯下坎，独自上街行走，还可看书报上的大字，但辨色力差、畏光。

附：皮质盲

本病系各种因素所致大脑皮质视觉中枢损害而引起的双目全盲。它是眼科比较罕见的疾病，主要特点是：视力丧失，瞳孔对光反射正常，正常眼底。本病的原因，可概括为外伤、肿瘤、炎症、血管性病变和中毒等。其中，外伤居首位。

本病属中医"暴盲"范畴。

【病因病机】

外感疫疠之邪，闭塞头中清阳之窍；高热伤阴或阴虚内热，肝风自动；上扰清窍；或跌仆外伤，肿瘤压迫，气滞血瘀，清阳受阻；或肝气上逆，气血郁闭，脉络阻塞，清窍失养。

【临床表现】

皮质盲大多伴发严重的脑病变，致患者迅速死亡，故不易发现。

患者视觉完全丧失，包括对光的辨别能力。强光照射和威吓动作都不能引起眼睑反射性闭合。映光和辐辏运动时，瞳孔有反射性收缩。眼底正常；可有偏瘫、感觉异常；失语症，对空间、时间、地点失去定向能力。

皮质盲的预后，与脑病变的原因、程度和范围有直接关系。一般认为，创伤、血栓形成等所致者，多无望恢复；动脉痉挛所致者，视力可有不同程度的恢复。

【辨证施治】

1. 外感疫疠之邪，闭塞头中清阳之窍。

病证：发病之初有高烧、神昏、惊风、抽搐等症状，继而双目失明。往往忙于抢救患者生命，而忽略了目病的存在。

（1）当热证已解，余邪尚存者

治则：清热解毒，祛风开窍。

方药：自制息风丸。

紫草 15g　玄参 10g　僵蚕 15g　牛黄 0.3g　桔梗 6g　麝香（冲服）60mg　川芎 10g　细辛 3g　全蝎 2 个赤芍 15g　菊花 15g　羚羊角 0.6g（小孩酌情减量）

（2）当热症伤阴，余热未清者

治则：养阴清热，祛风开窍。

方药：甘露饮加麝香。

天冬 12g　麦冬 12g　生地 12g　熟地 12g　茵陈 10g　黄芩 10g　石斛 12g　枳壳 10g　枇杷叶 25g　甘草 6g　麝香（冲服）60mg

（3）当余邪已除，目疾日久不愈者

治则：滋养肝肾，填精补髓。

方药：驻景丸加减方。

楮实子 25g　菟丝子 25g　茺蔚子 18g　枸杞子 15g　木瓜 15g　五味子 6g　生三七粉（冲服）3g　紫河车粉（冲服）10g　寒水石（先煎）10g　猪脊髓 60g

2. 跌仆外伤，气滞血瘀，清阳受阻

治则：活血通窍。

方药：通窍活血汤。

赤芍 10g　川芎 10g　桃仁 10g　红花 10g　葱白 10g　生姜 10g　大枣 10g　麝香（冲服）60mg　啤酒 500g

3. 情志不舒，恼怒伤肝，或脏腑本身功能紊乱，肝气上逆，气血郁闭，脉络阻塞，清窍失养。常伴肢体麻木或偏瘫、口眼㖞斜、语言不清、感觉异常等。

治则：平肝息风，活血通络，滋养肝肾。

方药：驻景丸加减方。

楮实子 25g　菟丝子 25g　茺蔚子 18g　生三七粉（冲服）3g　枸杞子 15g　木瓜 15g　丹参 25g　牛膝 15g　石决明（先煎）25g　钩

藤 15g　僵蚕 12g　全蝎 2 个

如系肿瘤压迫，则应早期手术摘除肿瘤；术后可服驻景丸加减方，以促其功能恢复。

【病例】

1. 韩某，男，1 岁。

主症： 双目失明 20 余天，来院求治。20 余天前，曾因出麻疹，高烧 6 天，抽风 3 天，经某医院儿科治疗，仍出现频繁阵发性抽风，昏迷达 6 天之久，抽风时面色青紫，每次持续 3～5 分钟。抽风停止时，嘴角仍有小抽动，用手指深压眶上神经无反应，瞳孔等大，对光反射存在，鼻翼扇动，呼吸急促，心率每分钟 150 次，双肺明显湿鸣，肝肋下 3cm，剑突下 3cm，质中等，神经系统（－）全身皮疹渐退。血象：白细胞总数 18500，多核细胞 32%，淋巴细胞 62%，杆状细胞 5%，嗜酸细胞 1%，体温 36.2℃。西医诊断为麻疹合并肺炎、脑炎。经抗感染、补液、输氧、镇静、中药等抢救治疗后，神智逐渐清楚，抽风停止，但双目失明，用能量合剂、维生素 B_1、烟酸和 654-2 等治疗无效，失明后 22 天才到我院诊治。检查：双眼对光无反应，不追随光源或物体，用强光照射或威吓动作时，双眼睑无反射性闭合。双瞳孔等大，直经约 4mm，对光反射存在。间质清，双眼底无明显异常。全身无力，左脚常呈屈曲状态，活动不灵便。

诊断： 邪闭清窍。

辨证： 厥阴经为风木之本，阴血虚为生风之由。此病因出麻疹高烧 6 天，是热伤阴血之起源，阴血伤则血未有不虚者，血虚则血不养筋，筋无所养，肝风自动，所以抽搐神昏。风热毒邪闭塞头中清阳之窍，故目盲无所睹。

治则：养阴清热开窍。

方药：甘露饮加麝香。

麝香（冲服）60mg　生地10g　熟地10g　枇杷叶10g　天冬10g　麦冬10g　茵陈3g　黄芩3g　枳壳3g　石斛10g　甘草1.5g

方解：本方用甘露饮养阴清热；麝香祛风开窍。

服上方5剂后，眼症尚无明显好转。原方加牛黄0.3g，紫草10g以解热毒。服5剂后，光感恢复，于首次方中加木瓜10g以疏肝；全蝎2个，以祛风。服上方20余剂后，视力明显好转，患儿已能辨认其父母和自己找玩具，但尚不能看较远的物体。在首次方中去甘草，加鹿角15g，略通督脉，以升清阳；草豆蔻6g，以温胃气；全蝎以搜肝风。

服上方30余剂后，患儿已可自由玩耍，上下阶梯，但左脚仍不大灵便。故于首次方中再加续断10g，牛膝10g，鹿角15g，僵蚕6g，以强筋骨，兼祛风邪。

半年后，患儿的父亲来医院时说：小儿服药100余剂，视力完全恢复，全身情况良好。

2. 张某，男，5岁。

主症：高烧、抽风后，双目失明43天。月前因发生高烧和抽搐，经某医院检查，诊断为流行性乙型脑炎。在住院期间，高烧40℃左右持续10天，曾抽风、昏迷。烧退之后，神智清楚，始发现双目失明，立即转某医院。儿科检查：心肺（－），腹软，肝脾不大，神经系统未发现阳性体征。眼科会诊：双瞳孔对光反射存在，双屈光间质（－），眼底正常。诊断为皮质盲。经针灸治疗无效而来我院治疗。

诊断：邪闭清窍。

治则：祛风开窍，佐以清除余热。

方药：自制经验方。

僵蚕 12g　木瓜 15g　丹参 15g　赤芍 15g　麝香（冲服）60mg　蒲公英 15g

方解：方中用麝香、僵蚕祛风开窍；木瓜疏肝；丹参养肝血；赤芍、蒲公英清热解毒。

服上方 12 剂后，患儿可见人影，但畏强光。于上方中加防风 10g，黄芪 15g，以祛风实卫。服 24 剂后，视力恢复，可以自由玩耍。

注：1960 ～ 1977 年间，曾先后诊治皮质盲 10 余例，且均为 1 ～ 5 岁之间婴幼儿，大都由于患热性传染病而出现循环和呼吸机能衰竭危象，后遗本病。

第十三章　眼外肌麻痹

中医学记载：上胞下垂，目斜视或风牵偏视而致视歧等症状，大体上与现代医学的眼肌麻痹相似。其主要表现为支配眼球运动的某一条或几条肌肉发生功能障碍，致使眼肌之间的平衡遭到破坏，眼球就斜向功能健全的一侧。由于眼肌麻痹常为各神经系统疾病表现之一，故大多属于神经科范围。属于眼科范围的，多由于神经炎性疾病、全身病和头部外伤时对下级神经的损伤所致。

【病因病机】

本病病因多由风邪阻闭阳明、厥阴经络，以致筋脉拘挛或麻痹；或因跌仆外伤，经络受损，或为惊风、天吊等病的后遗症。

【临床表现】

主要症状为视一为二，一眼或两眼眼珠骤然偏斜，向一方或多方转动失灵。兼见头昏、目眩、恶心呕吐，但一般视物尚清晰。部分患者伴有上睑下垂、口眼㖞斜，甚至半身不遂。

临床上以外展神经麻痹最多见，其次为动眼神经麻痹。

【辨证施治】

1. 外感风邪，内有痰浊，风痰互结，阻闭经络

病证：风邪来自四时不正之气，常于人体正气不足，卫外不固之时，风邪乘虚而入。起病之初，常有恶寒发热，头痛鼻阻，流清鼻涕，骤然视一为二，目珠偏斜，转动失灵，眩晕，恶心呕吐，脉象弦滑。

治则：祛风豁痰，舒筋通络。

方药：正容汤加减方。

炒白附子（先煎）12g　胆南星 3g　羌活 6g　防风 10g　白僵蚕 12g　制半夏 10g　木瓜 10g　赤芍 12g　黄松节 25g　钩藤 10g　全蝎 2 个

方解：方中用白附子、全蝎、僵蚕、防风、钩藤、羌活祛风；胆南星、制半夏祛风化痰；木瓜、松节舒筋通络；赤芍活血清血。

头痛甚者，加菊花、川芎；恶心呕吐者，加藿香、草豆蔻。

2. 跌仆外伤，经络受损，或瘀血阻络，气血郁滞，调节失灵，经络麻痹

病证：局部疼痛，或麻木不仁，恶心呕吐，眼珠偏斜，视一为二。

治则：先活血化瘀，次祛风通络或两者联合使用。

方药：

（1）活血化瘀：可酌情选用桃红四物汤、血府逐瘀汤、通窍活血汤等。

桃红四物汤

桃仁 12g　红花 10g　生地 15g　当归 10g　赤芍 15g　川芎 10g

血府逐瘀汤

柴胡 10g　桔梗 10g　桃仁 12g　红花 10g　生地 15g　当归 10g　赤芍 15g　川芎 10g　枳壳 10g　牛膝 15g

通窍活血汤

麝香 60mg　川芎 25g　赤芍 25g　桃仁 12g　红花 10g　葱白 30g　啤酒 500g

疼痛甚者，加乳香、没药、五灵脂、郁金等。

（2）祛风通络：用正容汤加减方。

炒白附子（先煎）10g　胆南星3g　羌活6g　防风10g　白僵蚕12g　法夏10g　木瓜10g　赤芍15g　黄松节25g　钩藤10g　全蝎2个

3. 肝肾阴亏，肝血虚少，肝失濡养，肝风内动，横窜经络，经络阻滞，约束失灵。

年老体衰之人，平素常有头昏头痛、眼花耳鸣、夜寝不安等肝肾阴亏的症状。突然头晕目眩，眼珠偏斜，转动不灵，视一为二，脉象弦细。

治则： 滋补肝肾，祛风通络。

方药： 驻景丸加减方。

楮实子25g　菟丝子25g　茺蔚子18g　枸杞子15g　木瓜15g　生三七粉（冲服）3g　全蝎2个　僵蚕12g

酌加防风、松节、蛇蜕、赤芍、丹参、血竭等。或驻景丸加减方、正容汤交替服。

【病例】

1. 陈某，女，42岁。

主症： 突然发生复视5天。7天前，先有头昏头痛、鼻塞、咽痛，两天后痊愈，次日突然感觉视一为二，右眼转动不灵。检查：视力双眼1.5，右眼珠向内偏斜，向外转动时，不能超过正中线，其他各方向运动自如。左眼固视时，右眼内斜25°；右眼固视时，左眼内斜30°。复视图为水平同侧复视，向右方注视时，复象距离加大。

诊断： 风痰阻闭阳明厥阴经络。

治则： 祛风化痰，舒筋通络。

方药：正容汤加减。

炒白附子（先煎）10g　胆南星 3g　羌活 6g　防风 10g　白僵蚕 12g　法夏 10g　木瓜 10g　赤芍 15g　松节 25g　钩藤 10g　全蝎 2 个

服 6 剂后，右眼外直肌功能开始恢复，复象距离缩小，但右眼结膜轻充血。考虑有热象，故于原方中加竹茹 15g，枳实 10g，以清热化痰。服 6 剂后，右眼球能充分外转，角膜边缘可达外眦角，仍有轻度复视。再于首次方中加防风 10g，再服 6 剂，眼球运动恢复正常，复视消失。

2. 刘某，女，25 岁。

主症：左眼疼痛 1 个月，伴复视，视力下降。一月前感头昏，不思饮食，当天夜晚 3 点钟左右，左眼胀痛，伴同侧偏头痛，痛甚时恶心呕吐，6 天后出现复视，视物模糊。检查：视力右眼 –2.50 球→ 0.7，左眼 –2.50 球→ 0.8。左眼上睑下垂，睑裂 3mm，眼球轻度前突。突眼计测量：右眼 14.5mm，左眼 15.5mm，眶距 95mm。左眼瞳孔散大，直径约 5mm，对光反射减弱，眼球向各方运动受限。眼底检查：左眼视神经乳头色红，生理凹陷不明显，静脉充盈，黄斑区无病理变化。右眼正常。鼻咽部检查，已排除肿瘤。眼眶视神经孔、蝶鞍摄片，无异常发现。超声波检查，中线波无移位。血象：白细胞总数：10.8×10^9 / L。康氏反应阴性。

诊断：风痰阻闭阳明厥阴经络。

治则：祛风化痰，舒筋活络。

方药：正容汤加减。

炒白附子（先煎）10g　胆南星 6g　松节 30g　赤芍 15g　钩藤

184

15g　僵蚕 10g　木瓜 10g　五味子 6g　全蝎 2 个升麻 6g　藿香（后下）
6g　葛根 30g　石膏（先煎）15g　草豆蔻 6g

正容汤加减方解释同前。加升麻升提上睑，并载诸药上行；五味子缩瞳；藿香、草豆蔻温胃行气止呕；葛根、石膏清阳明之热。

患者服上方后，头痛逐渐减轻，呕吐停止，眼肌功能逐渐恢复。20天后，眼能睁开，但睑裂小于对侧眼，眼球可以转动，角膜缘尚不能达眦部，仍有复视。1 个月后，双眼视力 –2.50 球→1.5，双眼睑裂等大，左眼上下转动时力量稍差，有轻度复视（上、下方），左侧瞳孔略大于右侧，对光反射恢复，眼底正常。

3. 彭某，男，31 岁。

主症： 头部外伤后头痛，左眼不能睁，眼球不能转动，口角明显向右侧㖞斜，左耳失听 1 月多。41 天前伐木时，头部被一整筒木材打伤，当时意识完全丧失约 20 分钟，耳、鼻流血，呕吐，头面部肿胀、青紫。经抢救治疗后，神志逐渐清醒，头面部肿消后即发现上述症状。曾注射维生素 B_1、B_{12}，口服地巴唑一个月，效果不明显。检查：左上睑全下垂，眼球向各方转动均受限，屈光间质正常，眼底正常。左面部知觉丧失，口角明显歪向右侧，左侧面部表情消失。左外耳道有干血痂，除去血痂后，外耳道上壁充血、肿胀，鼓膜挤向前，有一水平线状瘢痕，下部有渗出点。音叉测验，左耳气导、骨导全消失。反应迟纯，对答缓慢。脉沉细，舌苔白。

诊断： 瘀血凝滞，清窍受阻。

治则： 活血通络。

方药： 血府逐瘀汤。

柴胡 10g　枳壳 10g　川芎 10g　当归 10g　生地 15g　桃仁

12g　红花 10g　赤芍 15g　桔梗 10g　牛膝 15g

服上方 20 剂后，头痛明显减轻，遂改用祛风通窍之法，拟方如下：

胆星 3g　石膏（先煎）15g　炒白附子（先煎）10g　松节 30g　木瓜 10g　伸筋草 25g　珍珠母（先煎）25g　赤芍 15g　防风 15g　钩藤 10g　僵蚕 12g　枸杞子 15g

按：用血府逐瘀汤后，头痛明显减轻，是瘀血已除，而余症无明显好转，是风邪犹在，改用本方祛风活络，以求清窍自开。

服上方 30 余剂后，以上诸症明显好转。再加升麻 3g，以加强升提上睑之力。共服中药 100 余剂，除左眼外展受限，左耳失听外，其余全部恢复正常。

4. 黄某，男，40 岁。

主症：右上睑下垂，眼球不能转动，并向外侧偏斜，视力障碍 1 个月。素有高血压，一个月前因大便时用力，而致突然右眼痛如锥刺，伴呕吐、畏寒。持续数小时后，右眼出现上述症状。经某医院检查，诊断为高血压、颅内血管瘤出血。嘱患者绝对卧床休息，采用西药治疗近一个月，脱离危险后，眼肌麻痹未恢复，故来院治疗。检查：视力右眼光感，左眼 1.5，右眼上睑下垂，睑裂 2mm，眼球向外偏斜，不能向上、下、内转动，瞳孔散大，直径 5mm，对光反射迟钝。眼底动脉变细，曲度加大，动静脉交叉移位并有压迹，乳头无改变。血压 190／110mmHg，胆固醇 200g。脑超声波检查，中线波无移位。心电图检查，左心室肥厚伴劳损。

诊断：风痰壅滞经络。

治则：祛风化痰，舒筋活络。

方药：正容汤加减。

巴蜀名医遗珍系列丛书

炒白附子（先煎）10g　胆南星 6g　松节 30g　赤芍 15g　钩藤 15g　僵蚕 10g　木瓜 10g　防风 15g　法夏 10g　全蝎 2 个

服上方 6 剂后，上睑下垂开始好转。再加丹参 25g，以加强活血化瘀；升麻 3g，升提上睑。连服两月余，眼肌功能全部恢复，视力增到 0.7。

第十四章　屈光不正

屈光不正包括近视、远视和散光三类。它是指在调节静止状态下，平行光线经眼的折射，不能正确地结象于视网膜上，而造成视物模糊的一类证候。

近视眼在发病初期，有过度使用调节的现象，同样青年人患远视时，也有过度使用调节的情况，特别是远视和散光类型的屈光不正患者，由于睫状肌过度紧张，常引起视力疲劳，而出现头晕、头痛、眼胀痛，甚至恶心、呕吐等症状。针对这些情况，施以恰当的中药治疗，一般效果是较为满意的。

【病因病机】

历代中医眼科学者认为：能远怯近，为阴精不足，阳气有余；能近怯远，为阳不足，而阴有余。实际上，眼的屈光状态，是靠睫状肌收缩和舒张、晶状体固有的弹性来调节的，而睫状体和睫状体小带属足厥阴肝经，故不论远视或近视，都是由于厥阴肝气不舒，气机不利，睫状体小带的调节失灵所酿成。

【临床表现】

1. 近视眼　是指在调节静止状态下，平行光线经眼的折射，结象于视网膜前的异常屈光状态。表现为视近物清楚，视远物模糊，中医称为能近怯远症。如果眼球的前后径变长，则眼底常可见视神经乳头颞侧弧形斑和豹纹状眼底。高度近视时，常有后极部视网膜脉络膜萎缩斑和黄斑变性，可合并眼位外斜。

2. 远视眼　是指在调节静止状态下，平行光线经眼的屈折，表现为

巴蜀名医遗珍系列丛书

阅读或近距离工作不能持久，久则出现视物模糊，同时伴有眉棱骨胀痛和头痛，甚至恶心。休息后，症状常可消失。视远物清楚或不清楚，老视现象出现较早，前房较浅。眼底视乳头显得较小，可因调节过度，导致共转性内斜视。中医称为能远怯近症。

3. 散光眼 由于角膜或晶体表面各个径线的弯度不一致，屈光力强弱不等，故不能将平行光线结合成一个共同焦点，也就不可能形成一个清楚的物象，这种屈光异常称为散光。其临床特点为视近视远均不清楚，容易出现眼胀、头痛等视力疲劳症状，用同心圆镜检查，可发现角膜面弯曲度不一致，屈光间质、眼底均正常。

附：老视眼

随着人的年龄的增长，一般到 40 岁以后，晶体逐渐硬化，睫状肌的力量逐渐减弱，以致使调节程度日益减低，近点距离眼愈来愈远，造成视远清，视近不清楚的现象，称为老视眼。

【辨证施治】

病证：无论能近怯远，或能远怯近，以及年老肝肾虚衰之视近困难，皆由肝肾不足，精血亏虚，目失濡养，致疏泄失职，气机不利。

治则：补肾调肝。

方药：自制屈光不正方

楮实子 25g 菟丝子 25g 茺蔚子 18g 枸杞子 15g 木瓜 15g 三七粉（冲服）3g 青皮 15g 五味子 6g 紫河车粉（冲服）10g 寒水石（先煎）10g

此方可以调节疲劳所产生的症状，促使功能性近视患者视力的恢复，对青年近视具有积极的防治作用，服药时间越长，效果越好，一般以 3 个月为一疗程。若阴虚有热者，去河车粉、寒水石，加伸筋草、松节以助舒筋活络。

若系高度近视者，由于多数合并视膜网病变及玻璃体混浊，治疗可参照"视网膜脉络炎"。一般可以达到控制恶化，减轻玻璃体混浊，提高视力和消除视疲劳症状等治疗效果。

【病例】

1. 苏某，男，6 岁。

主症：双眼远视，验光双眼 +2.00 球，左眼共转性内斜视，屈光间质及眼底均正常。用自制屈光不正方，服 30 剂，自觉视力好转，左眼内斜症状消除。验光复查为正视眼，双眼视力 1.5。

2. 陈某，男，17 岁。

主症：双眼视力减退一年余，远视力右眼 0.3，左眼 0.2；近视力右眼 1.5，左眼 1.5。屈光间质和眼底均正常，验光右眼 –2.75 球，左眼 –2.5 球。用自制屈光不正方，服 54 剂后，视力增至：右眼 1.3，左眼 1.0。验光复查，双眼均为正视眼。

3. 刘某，男，16 岁。

主症：双眼视力减退两年余，远视力：右眼 0.2，左眼 0.1；近视力：双眼 1.0。双屈光间质及眼底均正常。验光：右眼 –2.00 球、–0.50 柱×180°，左眼 –2.00 球、–0.75 柱×180°。用自制屈光不正方，服 78 剂，视力双眼 0.9。验光复查：右眼 –0.25 球 –0.50 柱×180°，矫正视力为 1.5；左眼 –0.25 球 –0.50 柱×180°，矫正视力为 1.5。

第十五章　眼外伤

眼外伤无论在工农业生产中，还是在战时，在眼病中都占有重要地位。由于眼的构造复杂而又脆弱，故它经受不起外力的打击，严重的眼外伤，可造成失明；轻度的眼外伤，如果处理不当，也会造成视力障碍，影响学习、生产和生活。随着工农业生产的发展，眼致伤的原因和临床表现亦日趋复杂，治疗眼外伤，常需要采用中西医结合的方法进行抢救和治疗。这里仅就眼外伤与中医处理有关部分进行讨论。

第一节　眼的钝挫伤

眼部受钝器打击而致的损伤，眼球无破裂者，称为眼的钝挫伤。

【病因病机】

眼外伤的病因，如工农业生产中的皮带、金属零件及制品，石块、木块、牛角等钝器撞击；日常生活中的拳击、弹击、球击等均为致伤因素。当眼遭受以上外力打击后，常导致局部组织气血瘀阻，产生青紫、肿胀、出血等一系列病理变化。

【临床表现】

由于眼损伤的部位和致伤物质的作用力不同，临床表现亦各不一样。

轻者眼睑青紫，肿胀难开，白睛溢血，视力正常。重者视力减退，眼珠肿胀疼痛，羞明流泪，白睛红赤，血灌瞳神，黄仁断离，瞳神变形，震惊内障，甚至暴盲。

【辨证施治】

病证：眼外伤，病因虽自外来，但已成内创，用药内清，则内创自宁。故其总的治疗原则，仍为平肝清热，散瘀止痛。

外治：鲜芙蓉花叶适量，捣烂外敷，一日 2 ～ 3 次。

内治：轻者眼睑青紫，白睛溢血，用通血丸散瘀止痛。

若视力减退，眼球胀痛，羞明流泪，白睛红赤，或黄仁断离，瞳神变形者，用石决明散加减方，酌加桃仁、红花、蒲公英等，以平肝清热，散瘀止痛。

若血灌瞳神者，急救时需双眼包扎，防止眼球过多活动。患者半卧位休息，使血液下沉，不致遮盖瞳神。如血多势猛，眼胀头痛剧烈，为肝热血逆，应清肝泻热，凉血活血，用犀角地黄汤加味，或生蒲黄汤酌加胆草、栀子、石决明等平肝清热之品。待头痛眼胀好转后，改用通血丸、桃红四物汤、血府逐瘀汤等，以活血化瘀。

若外伤后睛珠受震，渐生内障者，用石决明散，加蒲公英，以平肝清热退障。

若外伤，经以上处理后，疼痛、红赤已消，而视物仍感昏花者，当配合西医检查诊断，根据不同损害，予以适当治疗。

第二节　眼的穿通伤

【病因病机】

眼的穿通伤，是指眼球被刀、剪、铁丝、竹签之类锐器刺入，或被飞溅的异物，爆炸的碎片射入，或跌仆撞击过猛，致使眼珠破损，造成眼内组织与外界直接相通。就严重程度来说，此类外伤，除具备眼球挫伤的症状和体征外，更严重的是可能引起眼内感染、眼内异物存留和交感性眼炎，以致对双眼视力造成严重影响，甚至失明，故必须积极抢救治疗。

【临床表现】

伤眼疼痛，羞明，流泪或流血，可有不同程度的视力障碍。仔细检查，常在黑睛或白睛部位可发现伤口，伤口处可有神水外溢或黄仁脱出。伤在白睛时，可有神膏甚至视衣脱出，此时眼珠常变萎软。它可兼现血灌瞳神，震惊内障，以及眼内异物存留。如有风热毒邪外侵，则伤眼红赤肿胀，甚至黄膜上冲。异物存留眼内，健眼可以突然红赤，视力减退，以致失明。

【辨证施治】

应按西医无菌观点进行伤口的清洁、缝合，有异物存留者，应行异物取出。

根据创伤结果，常引动肝热的原则，配合用石决明散加减方，以平肝清热，可以促进伤口早期愈合，减少组织水肿和瘢痕组织形成。如有风热毒邪外侵者，加蒲公英、紫草、生地、败酱草之类清热解毒；若有黄膜上冲者，可用犀角地黄汤加味；如兼见血灌瞳神，震惊内障等，可参见上节原则处理。

一眼受伤，另一眼发生葡萄膜炎，突然红赤或视力下降者，西医称为交感性眼炎。前部炎症为主的交感性眼炎者，用石决明散加减方；后部炎症为主的交感性眼炎者，用石决明散、驻景丸各半方加味、龙胆驻景各半方加味。

石决驻景各半方加味

石决明（先煎）25g　草决明25g　青葙子18g　赤芍15g　栀子10g　楮实子25g　菟丝子25g　茺蔚子25g　枸杞子15g　木瓜

15g　蒲公英 25g

龙胆驻景各半方加味

柴胡 12g　龙胆草 6g　栀子 10g　黄芩 10g　生地 15g　当归 10g　楮实子 25g　菟丝子 25g　茺蔚子 18g　枸杞子 15g　木瓜 15g　蒲公英 25g

水肿甚者，加苡仁、大黄豆卷、草薢、土茯苓等；渗出多者，加丹参、郁金、炒谷芽、炒麦芽、鸡内金等。

第三节　眼部灼伤与电光性眼炎

在工农业生产或日常生活中，被强酸（如盐酸、硫酸、硝酸等）、强碱（如石灰、氨水等）溅入眼内，造成眼部组织的损伤，称为化学灼伤。高温物质如铁水、火焰、沸水、沸油等溅入眼部，而致的损伤，称为高温灼伤。工业上电焊时电弧光对眼产生的损害，称为电光性眼炎；雪山上阳光高度反射所造成的眼部损伤，称为雪盲，其性质与电光性眼炎相同。

【病因病机】

多由于意外或防护不周，眼部遭受化学物质腐蚀，或被强烈的光热刺激而致伤。损伤的程度，化学灼伤，应根据腐蚀性的强弱、浓度大小、量的多少以及在眼内停留的时间长短而定；光、热灼伤，应根据其强弱和作用时间而定。

【临床表现】

1. 化学灼伤

轻型：胞睑皮肤潮红，轻度浮肿，灼痛，气轮血丝满布，或有轻度膨胀；风轮一般明洁，或仅有轻微混浊，视力影响不明显。

重型：眼内剧痛，高度羞明流泪，胞睑灼痛红肿难开，稍一睁眼则热泪涌出，或皮肤起疱，甚者糜烂。气轮膨胀苍白，风轮呈灰白色混浊，甚者溃陷，或黄膜上冲，瞳神缩小或干缺，视力显著下降。如气轮风轮溃陷，睑内亦有溃烂时，可引起眼珠与睑内粘连。

酸灼伤和碱灼伤，二者均可引起严重后果，而以碱灼伤的损害更大。在临证时，必须详细询问病史，细心辨别，一般酸灼伤病变比较局限，疼痛流泪等症较轻，而碱灼伤易向深部组织渗透，有扩散趋势，伤势常较严重，表现剧痛流泪，胞睑难开。

2. 高温灼伤

轻者：气轮轻度发红，风轮浅层有乳白色混浊。

重者：气轮、风轮均苍白，可形成较深的溃陷，引起眼珠与睑内面粘连，如胞睑灼伤严重，愈后结疤可引起胞翻粘睑，或胞睑闭合不全。

3. 电光性眼炎（雪盲） 有接触电焊或受雪山强光照射的病史，一般有 6～8 小时的潜伏期，最短 30 分钟，最长不超过 24 小时，病程 24～48 小时。突然双眼卡涩羞明流泪，剧烈灼痛，胞睑难开，可有胞睑肿胀，气轮血丝满布，风轮或有点状星翳。有自己痊愈倾向。

【辨证施治】

1. 化学灼伤

（1）急救：分秒必争，就地取材，进行伤眼彻底冲洗。用自来水、井水、河水均可；如有固体化学物质存留，则用棉签或清洁手巾轻轻揩除，然后再冲洗。有条件的地方，酸灼伤，可用大量生理盐水或 3% 重碳酸钠溶液冲洗；碱性灼伤，则用 2%～3% 硼酸溶液冲洗；但石灰灼伤，不可用酸性溶液冲洗，以免钙质存留于风轮之上，影响视力。

（2）局部频点鲜鸡蛋清：用以保护伤眼上皮，阻止化学物质内窜。

据现代科学研究，盐酸或氢氧化钙与鸡蛋清作用后，都不同程度的改变其酸碱度，pH 值接近 7，故鸡蛋清属两性化合物，对酸、碱都有综合作用。同时配合点抗菌素眼膏，以防继发感染。

（3）内服甘露饮：取其能养阴清热，而具滋润之功，可获清热之效。

2. 高温灼伤

清除眼珠表面的异物和坏死组织。轻者，局部涂抗菌素眼膏后，加以包扎。重者，可配合内服甘露饮，以养阴清热。

3. 电光性眼炎（雪盲）

（1）新鲜人乳或牛乳频频点眼。

（2）局部冷敷。

（3）重者，内服甘露饮。

附：中医眼科六经法要

眼科开卷明义篇

（一）

眼病须分五轮，审八廓，辨六经。五轮者，划分眼部与五脏分属关系之名称也。白睛属肺，曰气轮；黑睛属肝，曰风轮；内外眦角属心，曰血轮；瞳神属肾，曰水轮；上下胞眼属脾，曰肉轮。

【论理释义】

人的眼睛，属视觉器官，是人体重要的组成部分。它虽然是局部器官，但又是脏腑的结晶，和五脏六腑经络有着非常密切的关系。《灵枢·大惑论》说："五脏六腑之精气，皆上注于目而为之精。"在眼科的理论上，把它称为五轮。《医宗金鉴》说："谓之轮者，目睛运动如轮之意也。"中医学认为，白睛属肺，是肺脏的精华聚积而成，肺主气，所以叫作"气轮"；黑睛属肝，是肝脏的精华聚积而成，肝主风木，所以叫作"风轮"；瞳神属肾，是肾脏的精华聚积而成，肾主水，所以叫作"水轮"。水性本寒，水寒就能成冰，所以又把瞳神叫作"冰轮"。瞳神是中间的元孔，其中有水出入，等于水井，水为金生，所以又称"金井"；内外眦角属心，内眦里面是赤色肉珠一颗，是心脏的精华聚积而成，心主血，所以叫作"血轮"；上下胞眼属脾，是脾脏精华聚积而成，脾主肌肉，所以叫作"肉轮"。眼科五轮学说，讲的是眼睛上面的部位与脏腑的关系，有助于诊断眼科疾病。

至于人的眼睛如何能观看物体的，就应进一步去研究了。中医学认为，眼科的部分眼病应从患者眼睛的视觉去辨证，只有知道眼睛的正常功能，才能知其病变原理；如果不知道眼睛的正常功能，一旦出现幻觉，又何从去理解它的致病原理，又何从去处方用药。要研究眼睛的正常视觉作用，就必须结合到《内经》的五脏来说，这样才能搞得清楚。

《内经》说，心藏神，肝藏魂，肺藏魄，脾藏意，肾藏志。这种学说，好象完全是唯心的，并且里面还有魂魄等字，简直就是"迷信"。殊不知这种说法实有所指，所谓神魂魄意志是用来表达五脏的某种功能和特性的。

心藏神，神是心脏的生气。如果心脏缺神，即使有了生命，而眼睛的视瞻也就没有了神采。中医学认为，视瞻痴呆，精神将夺。由此可见，神对眼睛起到了一定的作用。

肝藏魂，魂是肝脏的生气。《内经》说："人寐则魂游于肝，寤则魂游于目。"又说"肝和则能辨五色"，就知道魂是肝气在眼上的功能，是主分辨物体的色彩。如果肝气不至，即使看得见物体，但也辨不清青黄赤白黑的真象。

肺藏魄，魄能帮助人眼的视物定形。《内经》说："并精出入谓之魄。"张隐庵说："魄乃阴精所生。"《灵枢·大惑论》说："精散则视歧，视歧则见两物也。"由此看来，在某种情况下，健眼中突然会现奇异幻觉，须臾之间又能恢复正常视觉，即是魄受惊惕的缘故。《审视瑶函》的"目为至宝"论说，目中有神膏、神光、神水等。认为神膏是胆中渗润精汁，升发于上，积而成者。我独认为不然：他说的神膏，就是肺阴之魄；他说的神水，才是胆汁的渗润。

脾脏藏意，意就是脾脏的生气。人的眼睛有了这种生气，所见事物才能反映到大脑里面，把大脑作为一个储藏库记存着，供给人的回忆和思想。假如没有这种脾气，人的眼睛纵能照见事物，也只是一种呆笨东

巴蜀名医遗珍系列丛书

西，所向就能照，转照则前影就无以寄存。眼睛的视觉作用和照相机作用非常相象，人们把眼睛比作活的照相机是很有道理的。它跟照相机比起来，眼球的前部就像照相机的镜头，后部就像照相机的暗箱，而视网膜就像底片。如果照相机出了毛病，就不能照相，人的眼睛出了毛病，也就不能很好地观看物体。观看物体时，光线从物体上反射到视网膜上，视神经感觉到了物体，便把复杂的事物反映到大脑中，这就是脾藏意对眼睛的作用。

肾脏的生气，取名为志。肾为作强之官，伎巧出焉。所谓作强者，就是说肾脏的功能振作而坚强，人的各种技巧，都是凭它产生，这种生气发展在眼睛上。只有当人看物体时，心中才会产生观念，才有振作。古人说"心之所向为志"，义与此同，人若志气薄弱，则眼中虽有所见，内心必欠振作。

人眼的功能，大概如是。（附图 1）

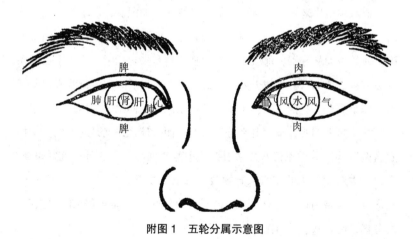

附图 1　五轮分属示意图

（二）

八廓。八廓有定位，四正四隅也。八廓有代名，后天之流行八卦也。左眼以卦顺数，右眼以卦逆推。乾天名传导廓，属大肠；坎水名津液廓，属膀胱；艮山名会阴廓，属包络；震雷名抱阳廓，属命门；巽风名清净廓，属胆腑；离火为养化廓，属小肠；坤地为水谷廓，属胃腑；兑泽为关泉廓，属三焦。

【论理释义】

上节讲五轮，是讲人体的组织和功能。此节讲八廓，是说某种眼病发生的表现，并非每个患者都有廓病，更不是一般正常人也分八廓。所以，八廓之说似乎属于无用，有的人不知其由，遂在其著作中加以否认。如《银海精微》虽讲八廓，却说是没有定位，既无定位，何必有名，这也就不用说。《医宗金鉴》虽未说没有定位，但也没有指出位置，说明八廓的用途；只有《审视瑶函》画了八廓定位，肯定了它的用处，说八廓是用来辨认眼病血丝的。可惜它未加深讲，仅于图案上面画出左右两眼，两眼的上胞各写上四卦名称，两眼的下胞又各写上四卦名称，使学者无从辨别，那就更说不到临证时拿来运用了。本节重点是谈八廓方位，须知八卦方位分四正和四隅。今者以后天的流行八卦来配眼珠，即是震东、兑西、离南、坎北、艮东北、坤西南、乾西北、巽东南等，并不是上四卦、下四卦平分来看的。而人体经络又是对偶的，例如左右两眼均以后天流行八卦来看，那东西两处和四隅的卦位就要颠倒。所以，左眼用后天的流行八卦顺数，右眼就要以此卦来逆推，震近鼻、兑向耳、上胞内正中为离、下睑内对离的是坎，再加四隅即是八方，八方分界，因名八廓（附图2）。

巴蜀名医遗珍系列丛书

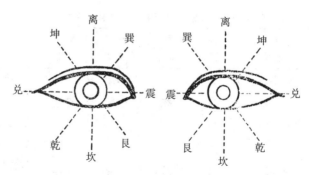

附图2　本书八廓定位示意图

至于八廓所属，各家又略有不同。兹将八廓解释于下，并将眼科医书八廓所属异同列表于后，以供参考（附表1、附表2）。

附表1　历代眼科医书八廓所属异同表

	银海精微	审视瑶函	医宗金鉴	东医宝鉴	六经法要	备注
乾天	肺、大肠	肺、大肠	肺、大肠	大肠	大肠	《金鉴医宗》说五脏属五轮，不能再属八廓。本书系宗其论，独怪其在配廓时，却又加入五脏，真是自相矛盾，不过表里能互通，不能算错误
坎水	肾	肾、膀胱	肾、膀胱	肾	膀胱	
艮山	胆	命门、上焦	包络	胆	包络	
震雷	心、小肠	肝、胆	命门	小肠	命门	
巽风	肝	包络、中焦	肝、胆	肝	胆	
离火	心、命门	心、小肠	心、小肠	心、命门	小肠	
坤地	脾、胃	脾、胃	脾、胃	脾、胃	胃	
兑泽	膀胱	肾、下焦	三焦	膀胱	三焦	

	银海精微	审视瑶函	医宗宝鉴	东医宝鉴	六经法要	备注
乾天	传送	传送	传导	传导	传导	本书所列两表，并未将眼科医学搜尽，不过略举数种，以供参考
坎水	会阴	津液	津液	会阴	津液	
艮山	清净	会阴	会阴	清净	会阴	
震雷	关泉	清净	关泉	关泉	抱阳	
巽风	养化	养化	养化	养化	清净	
离火	抱阳	抱阳	抱阳	抱阳	养化	
坤地	水谷	水谷	水谷	水谷	水谷	
兑泽	津液	关泉	关泉	津液	关泉	

　　乾天名传导廓，属大肠者，系以大肠为传导之腑；坎水名津液廓，属膀胱者，系以膀胱为州都之官，津液藏焉故也；艮山名会阴廓，属包络者，系以八廓之中，除太阳结于命门，包络属厥阴经外，余廓都是六腑阳经故也；震雷名抱阳廓，属命门者，系因这个命门，不是左肾右命门的命门，也不是两肾中间的命门，而是《内经》所谓的太阳结于命门，命门者目也的命门，而太阳经脉起自目内眦，是当震位，震为雷，为阴中之阳，二阴一阳，阴交在外，阳交在内，称为抱阳廓；巽风名清净廓，属胆者，系因胆腑素称清净也；离火名养化廓，属小肠，系以小肠者受盛之官，化物出焉故也；坤地名水谷廓，属胃者，因胃为水谷之海也；兑泽名关泉廓，属三焦者，以三焦为决渎之官，只有沼泽，方能关其泉水也。八廓分属的意义，仅止于此。在此列出八廓歌括，以便记诵。

八廓歌括

乾天传导属大肠，坎水津液主膀胱，

艮山包络会阴廓，震为雷兮命抱阳，

巽风清净原属胆，离火养化小肠疆，

坤地水谷推胃腑，兑泽关泉是焦乡。

（三）

六经：太阳、阳明、少阳、太阴、少阴、厥阴也，分经命名、义理极深，详细经穴载在《灵枢》《甲乙经》等，兹举梗概，以供识别。（以下手足六经起止，均纂自唐容川书）

足太阳膀胱之脉，起目内眦，上额，交颠，下脑后，夹脊，抵腰，入络肾，下属膀胱，循髀外，下至踝，终足小指。

手太阳小肠之脉，起小指之端，循手外，上肘，绕肩，入络心，下膈，抵胃，入小肠。

足阳明胃之脉，起眼下，入齿，环唇，循喉咙，下膈，属胃，络脾，下夹脐，至膝下，入足中指。

手阳明大肠之脉，起大指次指之端，分合谷，行曲池，上肩，贯颊，夹鼻孔，下齿，入络肺，下膈，属大肠。

足少阳胆之脉，起于目锐眦，绕耳前后，至肩下，循胁里，络肝，属胆，下至足，入小指之间。

手少阳三焦之脉，起小指、次指之端，循手表，上贯肘，入缺盆，布膻中，络心包络，下膈，属三焦，支者出耳上角。

足太阴脾之脉，起大指之端，上膝股，入腹，属脾，络胃，上夹咽，连舌本，散舌下。

手太阴肺之脉，起于中焦，下络大肠，还循胃口，上膈，属肺系，出腋下，至肘臂，入寸口，出大指之端。

足少阴肾之脉，起小指之下，趋足心，循内踝，上股，贯脊，属肾，络膀胱，循喉咙，夹舌本，其支者出络心。

手少阴心之脉，起于心中，出心系，下膈，络小肠，复上肺，出腋下，至肘，抵掌中，入小指之内，其支者上夹咽。

足厥阴肝之脉，起大指丛毛之际，上足跗，循股内，过阴器，抵小腹，属肝，络胆，夹胃，贯膈，循喉咙，上过目系，与督脉会于颠顶。

手厥阴包络之脉，起于胸中，属心包络，下膈，历络三焦，出腋，入肘，抵掌中，循中指之端。

【论理释义】

六经的三阴三阳，出自《轩岐内经》。认为这些经络，各有各的阴阳特性，而究其阴阳微甚，才给以少阴、太阴等名称的。这是中医学的理论，是指一定的脏腑经络，不是子虚乌有的学说。程钟龄《医学心悟》说："夫经者径也，行于皮之内，肉之中者也。"不过，对这种经络难以看出它的形态，是属于一种周流往复的气机，故《内经》说"络可见而经不可见"，就是教人们要从气字上去认识。

谈到本书的六经辨证法则有几个方面，有从六经经络所经的表现来辨的，有从仲景的六经方药来辨的，有从伤寒的病理来辨的，有从眼中的自觉异色来辨的。总之，都是以六经来包括脏腑。这里扼要载出六经的经过和起止，即是概括全书的地方。至于本书要举六经来包括脏腑的理由，这是因为要举经才能包括脏腑，举脏腑则不能包括六经。例如说心，专是指的心，就没有包括经络，如果是说手少阴则是经络和心脏都一齐包括了。有的人要问：六经的解释，纵然像你说的，但用六经来包括眼病，而三阴经脉不上头，只有足厥阴肝脉上过目系，与督脉会于颠顶，则少阴太阴两经能无缺误吗？我说，三阴的脉不上头，不过是举其大者来说，若是微细的经络，则五脏六腑都有上通于目的。《灵枢》说："五脏六腑之精气皆上注于目而为之精也。"华佗《中藏经》说："目形类丸，内有大络者五，心肝脾肺肾各主一络，中络者六，膀胱、大肠、小肠、三焦、胆、包络各主一络，外有旁枝细络，莫知其数，皆悬挂于脑下，达脏腑，通气血。"由此可知，三阴经脉虽然不会上头面，但还是要到达大脑中的，所以，眼病之不离六经，这在古代眼科医书上早有论证，不是作者一人的主观臆断。

<h3 align="center">（四）</h3>

《内经》说，"肝开窍于目，藏精于肝。人卧则血归于肝，肝受血而能视，虚则目䀮䀮无所见"。

【论理释义】

肝开窍于目，是指足厥阴肝经上连目系，肝与目相通的道理。加之五液当中，泪为肝液，人的眼泪必自睑边泪窍流出，即是肝脏有窍在目的证明。至于藏精于肝，是说眼中需要的一切精纯物，都是储存在肝上，随时不断地运输上眼，以供其用。但人卧则血归于肝的说法，又当如何解释呢？因为人的肝脏无时无血，如果说人睡血才归肝，那人不睡时，肝脏就无血吗？全身血液又怎样循环呢？殊不知，这个说法并不是说的血液，而是指的血中真阴，是说血中的真阴要入睡才归肝。只有血阴归肝，人才能入睡，也就是寐则魂游于肝的意思。肝脏要能受此血中真阴，双目方能瞻视。如果不得这种真阴，则肝虚，虚则两目盲然，无视觉。如以熬夜的人来说，只要他熬过几夜，白天又不愿少睡片刻，即使健康的眼睛也会出现昏花模糊；但一得睡眠，其昏花模糊顿然消失。由此证实，肝受血阴，眼睛才能观看物体的理论并无半点虚假。

（五）

《内经》说，"肾虚则目䀮䀮无所见"。

【论理释义】

上节说肝虚则目䀮䀮无所见，此节又说肾虚则目䀮䀮无所见。这两种说法，究竟哪种说法是正确的？其实这两种说法，各有各的道理。肝虚、肾虚都能令人目盲，对两者都应留意到。因为肝开窍于目，而肾则司其明，肾气和肾水必须上充满目，眼才有视觉。如果肾脏衰损，病到眼上，则瞳中缺损昏蒙，盲同肝虚，所以，肾虚则目䀮䀮无所见。

（六）

《五脏生成》说，"心之合脉也"。又说，"诸血皆属于心""诸脉皆属于目"。

【论理释义】

心之合脉也，诸血皆属于心，是说人体的脉都是同心相连的，而心主血，所有一切脉中血液都要由心主宰，往复循环于心脏中的意思。至于诸脉皆属于目，则是说所有的五脏六腑脉管都与目相通而总属于手少阴心经。现代的眼科医学证实了眼中有血管，如果血管有病，就应当从手少阴心经来治疗。

（七）

《内经》说，"目得血而能视"。

巴蜀名医遗珍系列丛书

【论理释义】

目得血而能视的意义，又与肝受血而能视的义理不同。肝受血而能视，是专指肝脏血中真阴而言。目得血而能视，是指全身脉络中循环流通的血液，也即是上节所谈的脏腑上属于目的脉中血液，这种血液上行于目，眼睛才能视物；如果没有这种血液的循环，那么虽然有双眼，还是无视觉的。但是这种血液又不可过多过少，太过或不及，都要生病。张子和说："血太过则目壅塞而发痛，不及则目昏而失明，少年之人多太过，老年之人多不及。"

（八）

《金匮要略·真言论》说，"中央黄色，入通于脾"。

【论理释义】

此节无须作者解释，只须以经解经，则道理自明。《素问·阴阳应象大论》说："中央生湿，湿生甘，甘生脾，其在天为湿，在地为土，在体为肉，在脏为脾，在色为黄。"

（九）

《灵枢·天年》说："五十岁肝气始衰，肝叶始薄，胆汁始灭，目始不明。"

【论理释义】

此节是说胆汁生于肝脏，而这种胆中精汁必须注到眼中，视力方能明澈。如人年老，肝气也就随之而弱，肝气不足则肝叶也就随之而薄，肝脏薄弱则胆汁自然减少，而胆中精纯之物则不能供应眼中的需要，目视不明。作者认为，这种胆汁精华应看作风轮里面的水，也就是傅仁宇所谓的眼中神水。因为风轮属肝，肝胆互相为表里，而在脏腑中，也是胆附于肝的缘故。有些患者经过现代眼科医学的确诊，认为是虹膜发炎、房水浑浊，即加以泻肝清胆之法，大多收效。

<h2 style="text-align:center">（十）</h2>

目病虽多由肝，而常统于肺。

【论理释义】

目为肝窍，发病多由于肝，既然说是肝，为什么又说常统于肺呢？因为肺在人体中被称为华盖，罩盖脏腑，名曰相傅，以司制节，上结眼目，即为白珠。各经经脉到了眼内，非通过白珠不可，所以眼目的病，大多涉及白珠，所以说目病常统于肺。临证处方，有时须把肺脏照应着。

<h2 style="text-align:center">（十一）</h2>

《难经》说："肝气通于目，目和则能辨五色。"

【论理释义】

此节是指厥阴经络的玄府通或不通来说的。如果肝经的玄府畅通，肝气即能上升，肝气上升则目中即有主宰，五脏之精各展其用，就能分辨五色；如果厥阴经络的玄府闭塞，则肝气难于流通，目中就不调和，目中不和则五脏之精颠倒混乱，就不能分辨五色。

<h2 style="text-align:center">（十二）</h2>

《保命集》说："目病在腑为表，在脏为里；暴发为表，久病为里；在腑当升散，在脏应温补；暴发易治，久病难疗。"

【论理释义】

大凡内病都有在经、在腑、在脏的不同。在脏为里，已属千古定义。据伤寒看来，在腑也是里证，为何此节却说是在腑为表呢？因为腑属三阳在表，脏属三阴在里，而眼睛的病，又少有像伤寒的入腑恶证，所以病虽在腑，多数还是主升散，以求表解的意思。不过这种立论，是指的多数眼病而言。如果少数患者腑中积结，还是应当本里实治法，不必拘泥于腑为表之说。暴发为表，也是指多数眼病而言，间或也有里证暴发的。总之，眼病暴发者易治，久病者难疗。

六经目病举要篇

太阳目病举要

（一）

凡目暴病，白珠红赤，大眦内震廓血丝较粗，或从上而下者特甚，鼻鸣或不鸣，脉浮，微恶风，或颠顶脑项痛，或半边头肿痛，太阳伤风也。法当温散，宜桂枝汤。设风轮、水轮起翳者，有兼证也，则当随经兼治之。

桂枝汤

桂枝三钱　白芍三钱　甘草二钱　生姜三钱　大枣二枚

【论理释义】

眼突然患病，要作暴发为表的看法，白珠红赤即是常统于肺的道理。眼睛的病虽分五轮与八廓，而有一般病者，观其轮廓，没有显著病形；或血丝满布，却无粗细之分。此种状况应根据病情，用六经的准绳来判断治疗。有时认轮廓，有时认六经，时而综合来看，时而分别来看，时而又从全身病情来看，在临证时才来决定取舍。一切眼病，都应作如是观。震廓虽属太阳，有时却又要从手少阴心上去找。此节所谈眼睛病形，是指太阳中风而言，属表虚。所谓大眦内震廓血丝较粗者，是因足太阳经脉起于目内眦。《内经》说："太阳结于命门，命门者目也。"而命门廓位适当震方的关系。又说血丝从上而下，则因足太阳为目上纲的关系。肺主皮毛，风邪由皮毛内袭，阻碍肺气，所以鼻鸣。风邪伏肌腠间，鼓动脉搏外出，所以脉浮。风邪突开毛窍，毛窍不闭，所以恶风。风邪阻滞了头项间的太阳经络，所以颠顶脑项痛。时或风邪只伤了太阳经络或左或右的一支，所以半边头肿痛。这种头痛就不能看作是厥阴的颠顶痛、厥阴的偏头痛或有痰有火的半边头痛，因为它有别的太阳症状可区别。不举恶寒等症者，则因眼目的病，大多是邪在局部，不似伤寒，少有恶寒的。虽不提恶寒，而太阳之受病则一理，故此节仍本伤寒法，主用桂枝汤。不过眼目病兼症极多，如果瞳神或乌珠上起有翳膜，则是太阳与别经兼病，专用桂枝汤则难收效，又当在桂枝汤内来随症化裁。

（二）

凡目暴病太阳，白珠血丝作淡红色，涕清如水，泪涌如泉，畏光甚，无眵，两眉痛者寒也，麻黄汤主之。

麻黄汤

麻黄三钱　桂枝三钱　杏仁二钱（去皮尖）　甘草一钱

【论理释义】

此节说目暴病太阳，即是说病同上节的太阳证，不拘脉搏的紧与不紧，只须看他的白睛血丝作淡红色，涕清如水，泪涌如泉，畏光无眵，两眉头痛，即知是太阳伤寒的表现，则当给予麻黄汤。因为寒邪伤人，则毛窍闭塞；毛窍闭塞，则寒气更凝滞，寒凝则皮肤腠理必紧缩；皮腠紧缩，则血脉拘束；血脉受束，则孙络中的血液必然减少；血少则色不浓，并且本症是在气分，而不是在血中，所以白珠虽有血丝作病，而其色只呈淡红。涕清如水，是寒邪伤了肺脏。泪涌如泉，是寒邪阻滞了泪道下窍。畏光，是寒邪闭塞了目中玄府。无眵，是无热的特征。两眉头痛，是外邪结阻太阳路道的表现。有了这些症状，即是太阳表实，宜用麻黄汤。

<h2 style="text-align:center">（三）</h2>

太阳目病日久，不畏光，无眵，鼻不阻，脉不浮，头不痛，而白珠血丝不退，小便短黄或短涩者，小建中汤主之。

小建中汤

白芍六钱　桂枝三钱　甘草二钱　大枣二枚　生姜三钱　饴糖五钱

【论理释义】

三阳经脉，皆属六腑。眼病在太阳，自应用在腑为表的学说来诊断。但此症初起虽在太阳，而久病不愈，鼻已不阻，脉已不浮，头已不痛，仅仅是白珠的血丝不退，则知其表证已罢，应作久病为里的治法。既不畏光，又无眼眵，则知其病非有余，只须见其小便短黄或短涩，即是中气不足，小肠与膀胱的气机不利。证属里虚，必须予以小建中汤，以固中而化太阳之气。

<h2 style="text-align:center">（四）</h2>

太阳目病，伤风或伤寒，本风寒治法不愈，两睑反硬痛红肿，结眵干黄者，宜桂枝二越婢一汤。

桂枝二越婢一汤

桂枝二钱　芍药三钱　麻黄二钱　甘草一钱　大枣一枚　生姜三钱　石膏三钱

【论理释义】

此节病形，是说太阳经伤风和受寒的目病，自应用桂枝汤和麻黄汤来医治，但病偏不好，反而两睑红硬肿痛，结眵干黄，则知此病已不全在表，已属太阳邪热内陷，陷于肌肉之间，成为里实症状，须用桂枝二越婢一汤以清其里，里清则病邪自能由表而出。

（五）

本太阳伤风证，服桂枝汤不解，眵干，小便黄，大便结，胃满口燥者，宜桂枝加大黄汤。

桂枝加大黄汤

桂枝三钱　芍药六钱　甘草三钱　生姜三钱　大枣二枚　大黄二钱

【论理释义】

此节病形，是说太阳伤风，阳邪内窜，将成里实的情形。何以知其将成里实呢？因见其眵干则是热，小便黄，是热邪有犯小肠和膀胱，大便结，胃满是热邪已犯大肠和胃上，口燥是热伤津液，所以应用太阴治法，在桂枝汤内加大黄。

（六）

本太阳伤风证，服桂枝汤不解，血轮反加赤痛，小便黄，大便结，心下痞，眵干而硬者，予以大黄黄连泻心汤，照伤寒服法，须麻沸汤渍之。

大黄黄连泻心汤

大黄二钱　黄连二钱

以麻沸汤渍服。

【论理释义】

此节病形，是说的太阳邪热内陷，侵袭胃腑，热留于中，才有心下痞、大便结、眵干而硬的热结现象。兼之太阳的里面是少阴，而手少阴心的血轮又是在大眦头内，所以太阳的热邪内袭，即可以入心经而引起血轮赤痛。心热即能移热于小肠，小肠有热也能引起小便黄色，宜用大黄黄连泻心汤，则太阳的里实始解。

（七）

目病桂枝证，而病人素嗜酒，即不得投以桂枝汤，当以葛根黄芩黄连汤清其里，或用苍术白虎汤。

葛根黄芩黄连汤

葛根四钱　黄芩三钱　黄连一钱　甘草一钱

苍术白虎汤

苍术三钱　石膏三钱　知母二钱　甘草一钱　粳米八钱

【论理释义】

此节病形，是说平日好酒的人，如果患了太阳伤风的眼病，还是同《伤寒论》中的道理一样，不可吃桂枝。因为好酒的人，肠胃具有湿热，全身经络都变成阳络，甘温的药即不接受，宜用葛根黄芩黄连汤和苍术白虎汤之类，以清其里，则表证自愈。

（八）

小儿麻疹后，眼胞红肿，紧闭不睁，白珠血丝深红紫赤，风轮水轮起翳，或陷或突，眵干，鼻孔结血，以葛根黄芩黄连汤加紫草、胆草、海螵蛸治之。

葛根黄芩黄连汤加味

葛根二钱　黄芩二钱　黄连一钱　甘草一钱　紫草一钱　胆草一钱　海螵蛸二钱

【论理释义】

麻疹病变，应列在麻疹当中，为何此节病形却列在六经内？因为仲景大法，是以六经为经，而以杂病为纬，不论任何杂病，医生的辨证都不能不从六经看问题，所以本篇对于一切杂病引起的眼病完全列在六经当中。话虽如此说，而本节病形，脏腑齐困，血分气分都是热象，又根据什么理由将此症列在太阳经中？因麻疹为病，虽由内伏，而初起之时，少有不借外因作媒介的，既借外因，则太阳经络又是人的肌腠以外的一道门户，贼邪之来非从此入不可，故将此节列于太阳，以便和上节互勘，以见葛根黄芩黄连汤的加减变化。

（九）

目病伤风，不畏光，无眵，风轮上起灰白色翳膜，甚至遮盖瞳神者，于桂枝附子汤中，加重海螵蛸以治之，或兼点涩化丹。

桂枝附子汤加海螵蛸

桂枝三钱　附片五钱　生姜三钱　大枣二枚　甘草二钱　海螵蛸一两　白芍三钱

【论理释义】

此节病形，是说太阳与少阴表里都虚的状况，太阳伤风自然是属表虚，而太阳之里即是少阴，少阴肾虚则表邪极易窜入，所以风轮上的翳膜能够遮盖瞳神。既不畏光，又不生眵，纯是不足现象，宜用桂枝附子汤加海螵蛸以温化退翳，或外点涩化丹也属于温化法。

（十）

气轮血丝细碎红赤，微畏光，无泪，眵多黄硬，日久不愈，脉数而紧者，主以麻杏石甘汤。

麻杏石甘汤

麻黄三钱　杏仁二钱　石膏三钱　甘草二钱

【论理释义】

此节病形，是说太阳表里俱实。这个里字，就不是指少阴，而是说的太阳寒邪伏于阳明经络，蕴结成热，酿成里实。里实的表现即是微畏光，无泪，眵多黄硬，日久不愈的一切情形。但说是寒邪内伏，又从哪里来判别呢？即是从血丝细碎红赤，脉数而紧的证据，故宜用麻杏石甘汤以解其表而清其里。

阳明目病举要

（一）

气轮血丝满布，乾廓坤廓尤多，羞明流泪，额前痛，目眶痛者，病在阳明。阳明应恶热，今病人反恶风寒，项背强，微有汗者，风伤阳明之表也，主以桂枝加葛根汤。

桂枝加葛根汤

桂枝三钱　白芍三钱　葛根三钱　甘草二钱　生姜二钱　大枣二枚

【论理释义】

太阳经络行身之背，阳明经络行身之前，已载在第一章的六经经络起止中，读者细查，自然明白。所谓项背强、恶风寒等，原属贼邪伤了太阳经的太阳证，为何此节病形却认作阳明表证呢？这个辨认，则非在阳明经络表现上去探看不可。足阳明胃之脉，是起于眼下为目下纲，而额前又属阳明，此病额前痛、目眶痛，即是阳明的症状。乾廓属大肠，坤廓属胃，都是手足阳明经络，此症乾坤二廓的血丝较多，也是阳明受病的证据。羞明，自然是玄府闭塞；流泪，属于泪窍下道不通。血丝满布，要认作目病肺统。而恶风寒、项背强、微有汗等，则属柯韵伯先生所说的太阳风邪直中阳明的关系，证属于表，所以此症要认作阳明表虚，宜用桂枝加葛根汤以通阳明经络。但阳明经络是在身前，太阳经络又是在身后，为什么太阳风邪又会中及阳明呢？因为阳明经络虽在身前，而它的属络则遍布于全身的肌肉当中，与太阳所主的肌腠正相连接。阳明表虚，则太阳风邪即能乘虚而入，所以此证宜用桂枝加葛根汤，方能引邪外出。

（二）

病同上节，而独无汗者，葛根汤主之。

葛根汤

葛根四钱　麻黄三钱　桂枝二钱　芍药二钱　甘草二钱　生姜二钱　大枣二枚

【论理释义】

三阳经在平常的情形是太阳主开、阳明主阖、少阳主枢。上节和本节都是说的阳明失去主阖的功能，因而受了风寒的病变。上节说的是表虚伤风，此节说的是阳明受寒，致成表实，所以宜用葛根汤，以解阳明的表实。虚实之辨，即是以微有汗和无汗来分。

（三）

乾坤二廓血丝特甚，作梗而不畏光、不恶热、不恶风寒，食则欲呕者，吴茱萸汤温之。

吴茱萸汤

人参四钱　吴茱萸二钱　生姜四钱　大枣二枚

【论理释义】

此节病形，属阳明里虚。何以要认作阳明？因为乾坤两廓的血丝较多，所以说是证在阳明。何以要认作虚证？因为血丝虽多虽梗，而独不畏光，所以要认作虚象。不恶热，是肌无邪热；不恶风寒，是表无病变的证据。因其食则欲呕，即知其胃壅虚寒，证属于里，只有用吴茱萸汤才能温化。有热呕者，不在此例。

（四）

阳明目病，畏光，鼻干，眵干，舌苔白厚，脉洪而数。每日辰时，额前剧痛，过时则额痛复减者，人参白虎汤加白附子主之。

人参白虎汤加白附子方

人参四钱　知母二钱　生石膏四钱　甘草三钱　粳米一两　炒白附子三钱

【论理释义】

此节病形，是说阳明腑热，证属于里，也属于实。因为热甚则闭郁了目中玄府，所以还是要畏光；鼻干、眵干，是胃热伤及肺脾；舌苔白厚，是阳明里热，舌如积粉现象；脉搏洪数，是脉上现的热证；至于每日辰时额前剧痛，过时则额痛复减者，是由热极生风，阻挠了营卫在胃上的交会。宜用人参白虎汤加白附子，以清热而祛风。

（五）

乾坤两廓血丝特甚，色赤而紫，畏光，眵稀不结硬者，主以血府逐瘀汤。

血府逐瘀汤

当归三钱　生地三钱　桃仁二钱　红花二钱　枳壳二钱　甘草一钱　赤芍三钱　柴胡二钱　桔梗一钱　牛膝三钱　川芎二钱

【论理释义】

阳明本燥而标阳，故阳明往往多燥证。此节病形，虽属燥热，而热不在气分，故眵稀不结硬。热入于血，血热成瘀，血丝赤紫。畏光仍属有余，紫赤血丝现于乾坤二廓，足见阳明的里实血瘀，而阳明为多气多血之经，故宜用血府逐瘀汤以逐血中瘀滞。

（六）

大便经常燥结，数日方解一次，眼珠外突，势欲出眶，乾坤二廓血丝不红，反作黑紫色者，轻剂桃仁承气汤主之。得利后，暂止服，转补心脾，又复予之。

桃仁承气汤

桃仁二十枚（去皮尖）　大黄三钱　桂枝一钱（去皮）　炙甘草一钱五分　芒硝一钱五分

【论理释义】

此节病形，也是说的阳明里实，此症的大便经常燥结，数日方解一次，应当看作是阳明的热郁，不能看作血虚便燥、中气虚而便难的证候。何以分辨它是阳明热郁？因为现有眼珠外突，势欲出眶的证候。但人的目眶，虽属阳明，而眼珠外突，却不止阳明一经，此症又当细辨。本症是属太阳之气不宣，则阳明之热内郁，郁热既久，热甚伤血，血热成瘀，因而乾坤二廓的血丝作紫黑色，故认作阳明的有余里证。宜用轻剂桃仁承气汤，以破肠胃瘀血。不过病属慢性，不可猛攻，得利之后，又当暂时停服，改用补心脾之法，以固根本。因为二阳之病发心脾，日久痼疾，不得不兼用补剂。数补之后，又可一攻，一攻之后，又复用补，眼珠才能缓缓收入。

（七）

白珠红而不赤，大便难而不燥，鼻塞眼胀，眼珠渐渐外突，势欲出眶者，以桔梗汤加莱菔子枳壳治之。

桔梗汤加莱菔子枳壳方

桔梗三钱　甘草三钱　莱菔子三钱　枳壳三钱

【论理释义】

此节病形，虽与上节同为眼球突出，却与上节有所不同。上节病证是手足阳明的热郁血瘀，此节病证是手阳明大肠的气郁，而累及手太阴肺，表里同病的证候。因为手阳明经的大肠没有郁热，仅是郁气，所以大便虽难而不燥结；闭郁既久，则表里相传，而郁及肺气，鼻塞眼胀，眼珠渐渐外突；因其无热，白珠虽红而色不深，当主以温法，用桔梗汤来开提肺气，加莱菔子、枳壳来温泻大肠，一升一降，表里自通。

（八）

下睑红硬外翻，日久不愈，发痒流泪者，方主五蜕散加桃仁大黄。

五蜕散加桃仁大黄方

甲珠五钱　制川乌五钱　甘草五钱　蛇蜕二钱五（醋煮火熏黄）　蚕蜕纸二钱五　猪蹄壳二钱五　炒芥穗二钱五　桃仁二钱五（去皮尖）　大黄二钱五　蝉蜕二钱五

研为细末，每服二钱，食后淡盐汤下。

【论理释义】

此节病形，是说阳明经络中伤风邪，日久不愈，睑即外翻的理由。因为足阳明胃之脉是起于眼下，而眼中发痒多属于风，风邪久留，经络拘急，故下睑红硬而外翻，睑外翻则泪窍向外，泪即长流。只有祛风，才能伸舒阳明经络，但此种风邪已成痼疾，就不是寻常风药所能解，必须给予走窜破泻之药作散，清散之。

（九）

胞睑粘合，痒痛生眵，泪热者除五蜕散加桃仁大黄外，再加苍术石膏以治之。

五蜕散加桃仁大黄苍术石膏方

甲珠五钱　制川乌五钱　甘草五钱　蛇蜕二钱五（醋煮火熏黄）　蚕蜕纸二钱五　猪蹄壳二钱五　炒芥穗二钱五　桃仁二钱五（去皮尖）　大黄二钱五　蝉蜕二钱五　苍术三钱　石膏二钱

研为细末，每服二钱，食后淡盐汤下。

【论理释义】

此节病形，因湿热风邪，久滞于阳明经络，滞留既久，则湿热交蒸，风邪搏击，以致睑内生细疮，流热泪，发痒，生眵，作脓而粘连不开，但阳明经络只在眼下，自应是下睑粘合，为什么此症上下皆连，还是认作阳明呢？因为阳明与太阴为表里，阳明生病，由表传里的关系，是阳明里实。

（十）

婴儿胎黄，而鼻凹唇边隐藏青色，不食乳，吐清涎，目中五色斑烂，黑白不能分者，宜先与逐寒荡惊汤，能食乳后，再缓服丁桂散加白及则愈。

逐寒荡惊汤

干姜一钱　胡椒十粒　丁香五粒　肉桂五分

丁桂散加白及方

丁香五粒　肉桂五分　白及二分

粗末煎服。

【论理释义】

此节病形，是说婴儿初生，全身皮肤发黄，极像胎火瘀热在里的证候，但他的鼻凹唇边，隐藏青色，即是脾脏虚寒。不食乳，吐清涎，属于寒痰壅滞，就不能看作胎火，应看作阴黄证候。所有目中的五色斑斓，黑白珠不分者，是因产母平素痰湿过甚，胎儿在腹，气滞寒凝，以致五脏六腑的精汁，不能分化去养五轮。五轮的清浊不分，就分不出目珠的黑白来，就成为五色斑斓的形状。再加降生以后，寒痰上涌，就不独眼睛没有作用，即是生命也在垂危当中，是要成慢惊风的趋势，应急予逐寒荡惊汤，以荡胃上寒痰，惊风才作不起来。不过此汤力猛，原非长服药，只要他不吐，能食乳后，就要改用丁桂散加白及方，少少地、缓缓地吃，眼睛和阴黄都会痊愈。这种病形极其罕见，可以说是混睛

巴蜀名医遗珍系列丛书

障。作者在数十年中，仅仅见过一例，本不应纳入书中，但也属于一种疗法，以供眼科同行共同探讨。

（十一）

下睑隙间，渐起一片胬肉，既不粘下睑，又不连白珠，翻睑则向外胬，如鸡冠，如蚬肉者，石决明散主之，通脾泻胃汤加生地方亦主之。

石决明散

石决明一两　草决明一两　赤芍五钱　青葙子五钱　羌活一钱　山栀子五钱　木贼草五钱　大黄二钱　荆芥二钱

研为细末，每服二钱，麦冬四钱煎汤下。

通脾泻胃汤加生地方

麦冬三钱　茺蔚子三钱　知母二钱　玄参二线　苡仁二钱　石膏四钱　防风二钱　酒黄芩三钱　天冬三钱　酒军一钱　生地五钱

【论理释义】

此节病形，是说阳明里实。胞睑本属脾经，何以此病要认作阳明？因为胞睑虽属脾经，而足阳明胃之脉是起于眼下，所以上胞主脾，下睑又主胃。阳明胃经，多气多血，如果气血太过，冲上眼来，由下睑隙突出，即成胬肉。此肉的边缘不齐，则为鸡冠，边缘整齐，则为蚬肉。此种名称，是由象形得来，对于病理并无什么意义。只宜用石决明散或通脾泻胃汤加生地方，以清血泻气，则胬肉自然渐收。倘不治疗，胬肉冲多，可以遮蔽瞳神，使目失明。但用西医割除，也能治愈。

少阳目病举要

（一）

两额角或太阳穴胀痛，或口苦咽干，目赤羞明，锐眦兑廓血丝较甚，脉弦细或沉紧者，少阳伤寒也。若系中风，则两耳闭气，胸胁不快，均以小柴胡汤主之。

小柴胡汤

柴胡四钱　黄芩三钱　沙参三钱　半夏二钱　甘草二钱　生姜二钱　大枣一枚

【论理释义】

此节病形，是说少阳经目病的中风和伤寒，表虚表实，症状大多相同，初受风寒，即为表虚。风寒久留，郁而不去，失其枢转职责，则为表实。治法均以小柴胡汤和解，随症加减，与常法同。但此证为什么是少阳目病？因为少阳经络上头角，其头痛正在额角；两太阳穴胀痛及锐眦兑廓的血丝较甚，又是以少阳经络起目锐眦来考征。口苦咽干，是少阳火气主之，足少阳的胆汁，因火逼而上溢，所以口苦；苦从火化，火甚则干，所以咽干。脉弦细，是陈修园所谓的寒伤经气、脉气；脉沉紧，是陈修园所谓的枢逆于内不得外达而致，所以将它认成少阳伤寒表证。但少阳本经是半表半里，何以此节要专认作表病？这种学说是来自李杲，认为少阳头痛、往来寒热、脉浮而弦三者，但有一症即属表病。韩祗和也说是少阳初受寒邪，病全在表。至于中风则两耳气闭，是因为风扰其窍；胸胁不快，是因为风伤其络，都是少阳的表证。总之，宜用小柴胡汤来和解。

（二）

少阳目病，胞肿难开，眵多而稀，泪如淡血者，宜本小柴胡汤化裁。方中去半夏、姜、枣，加薄荷、白芍、防风治之。

小柴胡汤去半夏姜枣加薄荷白芍防风方

柴胡四钱　黄芩三钱　沙参三钱　甘草二钱　薄荷三钱　白芍三

巴蜀名医遗珍系列丛书

钱　防风二钱

【论理释义】

此节病形，是说少阳本经风郁为热，风热久留的邪实证。但少阳本经，是与厥阴为表里，为什么此节病形却现有足太阴的胞肿难开、手太阳的眵多而稀，还是要认作少阳证呢？因为少阳是在表里之间，外则阳明太阳，内则太阴少阴，风热过甚，故能内伤太阴，兼现太阴，而主病仍是少阳。至于泪如淡血者，是由于少阳的火热太过，上逼厥阴的络血妄行，血随泪出，成为血泪。即不宜用小柴胡汤全方，必须减去辛燥甘温之药，另加平肝祛风之药。

（三）

本是柴胡证，予以小柴胡汤数服，兑廓血丝不退，而坤廓血丝复起，心下郁郁微烦者，当改用大柴胡汤。

大柴胡汤

柴胡三钱　黄芩三钱　白芍三钱　半夏三钱　枳实三钱　生姜三钱　大枣一枚

【论理释义】

此节病状，是说少阳半表里的热结实证，即柯韵伯先生所谓的三焦无形的热邪病及贲门，热结在里的道理。因为胃口结热，所以心下郁郁微烦。坤廓的血丝复起者，不是阳明自病，而是少阳的热结不解的缘故，所以用小柴胡汤去沙参、甘草，加枳实、白芍，则表里双解。

（四）

风轮内不明洁，色泽与寻常略异，因而昏盲者，炙甘草汤主之。

炙甘草汤

炙甘草四钱　人参三钱　生地三钱　桂枝三钱　阿胶三钱　麦冬五

钱　麻仁五钱　生姜二钱　大枣—枚　清酒一钱

【论理释义】

此节病形，是说少阳里虚。为什么风轮有病，却不看作厥阴，而要把它看成少阳？因为风轮内不明洁，而色泽与患者的平素略异，由此而逐渐昏盲，这是足少阳胆腑里虚，风轮内的精汁缺乏，所以要用炙甘草汤来峻补真阴，则视力自然恢复。此节就是"胆司其明"的道理。

（五）

风轮内不明洁，色泽与寻常有异，白睛血丝多在风轮边缘，眼珠疼痛，因而昏盲者，龙胆泻肝汤主之。

龙胆泻肝汤

柴胡三钱　黄芩三钱　当归三钱　生地三钱　前仁三钱　泽泻三钱　木通二钱　甘草二钱　栀子二钱　胆草二钱

【论理释义】

此节病形，是少阳胆腑里实。因为胆有邪热，热势上冲，风轮内的精汁不胜热蒸，则热邪必然内窜。热邪内窜，首先损伤乌珠的脉络，乌珠脉络受伤，则络中之血协热出现，所以风轮色泽发生变异。而白睛血丝多在风轮边缘，致使眼珠作痛，因而昏盲。当投以龙胆泻肝汤以解其胆经之热。既然胆热，为何又要泻肝？因为肝胆互为表里，泻肝就是泻胆，泻胆也就是泻肝。

（六）

心常惊惕，从而巽廓突出血丝，眣目难睁，此系足少阳里虚，急需用小柴胡汤加枳实、竹茹、猪胆汁拌琥珀来治疗，否则必失明。

小柴胡汤加枳实竹茹猪胆汁拌琥珀方

黄芩三钱　柴胡三钱　半夏三钱　人参三钱　甘草二钱　生姜一

巴蜀名医遗珍系列丛书

钱　大枣一枚　枳实二钱　竹茹二钱　猪胆汁拌琥珀三钱

【论理释义】

此节病形，是足少阳胆虚病变。因为胆虚，所以心中惊惕，甚而常恐他人为害；虚到极点，以致巽廓突出血丝，表现为眯目难睁，是血丝不胜摩擦的关系。症状表现虽不奇特，但实际上胆已经虚极了，急当补益，如果失治，则胆汁常常亏耗，必致失明。

（七）

风轮内突然灌血，因而失明者，名曰瘀血灌睛，通血丸加味治之。

通血丸加味

防风三钱　荆芥炭三钱　川芎二钱　归尾二钱　赤芍三钱　生地二钱　甘草二钱　柴胡二钱

【论理释义】

此节病形，属于手少阳三焦的里热实证。因为中焦受气取汁变化而赤是为血，三焦的热邪过甚则中焦的血热妄行，冲到眼上，竟与足少阳的胆经血液同气相求，灌入风轮当中，所以要用通血丸，以凉血行血，则瘀血自化，眼睛复明。

（八）

风轮里层，黄亮如金，因而瞻视昏眇者，《审视瑶函》主以葛花解毒饮。

葛花解毒饮

黄连二钱　玄参二钱　当归二钱　茵陈二钱　龙胆草二钱　甘草二钱　葛花二钱　熟地二钱　茯苓二钱　栀仁二钱　连翘二钱　前仁二钱

【论理释义】

此节病形，作者未曾见过，采自《审视瑶函》。因为风轮里层的黄亮如金，论理要看作湿热伤胆，胆中缺乏精汁上润风轮，风轮中无胆精润泽，所以变黄而成少阳里证腑病的虚中夹实。《审视瑶函》认为是湿热过重，浊气熏蒸，清阳被浊气扰乱的关系。

<h2 align="center">（九）</h2>

风轮下边，突变黄色翳膜，痛甚，胞睑难睁，名曰黄膜上冲，急性病也。黄中带白者，予以小柴胡汤去半夏、姜枣，加薄荷、白芍、夏枯草治之。如膜色深黄，而偏左头痛欲裂者，犀角地黄汤主之。

小柴胡汤去半夏姜枣加薄荷白芍夏枯草方

柴胡四钱　黄芩四钱　人参三钱　甘草二钱　薄荷三钱　白芍四钱　夏枯草四钱

犀角地黄汤

生地四钱　白芍三钱　丹皮二钱　犀角一钱

【论理释义】

此节病形，是足少阳的里实热邪。此病为害最快，初起时，只是从乌珠的下边缘变作黄色，上方很整齐，成为水平线，几日之间就要冲上瞳神，冲过瞳神每每不治。如果治疗得恰当，则黄膜的减退也很迅速，不似瞳神起有内障的留连。但这种证候要看是热在气分或是热在血分，至于如何来分气血，就要举例加以说明。因为黄膜上冲的病变，不论是肝经的虚热，或是脾胃的实火，都是热伤胆汁，风轮夹层化脓，患者的头痛肯定是在少阳部位，眼珠痛甚，胞睑难睁，便是证属有余的考征。对此我常用小柴胡汤加减之法来治疗，疗效也好，因为这些病都是热在气分。有一次又遇到此种病变，病眼在左，膜色深黄，头痛欲裂也在左边，通夜不眠，已历三日。我诊视后，认为眼病在左，头痛也在左，本属连带的关系，仍以气治，病情毫无好转；然后认为膜色深黄，头痛偏

巴蜀名医遗珍系列丛书

左，是热在血分，给与犀角地黄汤，一剂而头痛减，三剂而黄膜退。由此可见，在临证施治时，重在理论分析，制变须多方结合，一点也不能疏忽。

太阴目病举要

（一）

头痛如压，肉轮浮肿而软，气轮血丝细碎，或乾坤二廓血丝较多，四肢烦疼者，桂枝汤主之。

桂枝汤

桂枝三钱　白芍三钱　甘草二钱　生姜三钱　大枣二枚

【论理释义】

此节病形，是说太阴表虚伤风。太阴头痛，如有物压，有时也有头不痛的，不拘痛与不痛，只须具备四肢烦疼以上病情，就要认作太阴目病。但太阴头痛，为什么会如物压，因为足太阴脾原属湿土，土湿不宣，则清阳不达，清阳不达而兼湿盛，所以头即重痛而如物压。至于肉轮浮肿而软者，是因为肉轮属脾，伤风无热，虽肿而不致硬。气轮血丝细碎者，一则为目病肺统，再则因肺脏也是太阴。但乾坤二廓是主肠胃，为什么太阴的病也会在这两廓上出现血丝？因为阳明与太阴为表里，加之脾主四肢，此症既然表现有四肢烦疼，也就是病在太阴的大证据。既是太阴的伤风，自然要遵循仲景大法，宜用桂枝汤。

（二）

肉轮浮肿而硬，气轮血丝细碎而赤，眵多，或乾坤二廓血丝较甚，四肢烦疼者，桂枝加大黄汤主之。

【论理释义】

此节病形，是说太阴中寒风，风郁不达，因而化热的表实现象。这种郁热，与外来的热风直中不同，所以才能用桂枝以解表，略加大黄以泻热。但大黄是里证腑证的药，怎么能用此药来治表实？因为此方是开表清里，有釜底抽薪的意义，用之得当表实立解。至于此证表实的观察，则以肉轮浮肿而硬来鉴别。因为太阴为开，如果足太阴之气郁而不宣，则胞睑脉络的气血滞而肿硬。手太阴的气郁而不宣，则眵多，再兼络血上壅，所以气轮的血丝细碎红赤。乾坤二廓的血丝较甚，还是太阴中见阳明的道理。总之，要表现有四肢烦疼，才能看作太阴的伤风。表现有前面症状，才能看作郁热的表实。

（三）

气轮血丝满布，梗痛羞明，睑硬泪热，眵稠而多，涕稠而黄者，桑菊饮主之，银翘散去豆豉亦主之。

桑菊饮

杏仁三钱　连翘二钱　薄荷三钱　菊花三钱　桔梗二钱　甘草一钱　桑叶三钱　苇根五钱

银翘散去豆豉方

银花三钱　连翘二钱　桔梗二钱　薄荷三钱　竹叶三钱　甘草一钱　芥穗一钱　牛蒡子二钱　苇根五钱

【论理释义】

此节病形，是说风热直中手太阴而成表实的现象，也就是俗说的风火眼。风热伤人每从口鼻，属于太阴。但风热入自口鼻，就是入肺，入肺就是入脏，入脏就是入里。怎么入脏的热属于表实呢？因风温轻者即为风热，风热虽入自鼻口，而初入时只在上焦，上焦蕴热，就要伤害肺气。所以，吴鞠通先生对于温病开始，主用银翘、桑菊等剂，清热解表，列于太阴，就是手太阴表实证的意义，故此病形，就要看成表实，看作有余。因为风热蒸肺，方能使涕稠黄；睑硬是热伤太阴经络；泪热是肺热刑克肝经；对于气轮血丝满布，更是本经自病的表现；梗痛是热邪过甚，而兼血丝的摩擦关系；羞明理由已详前解。所以，要看作有余，属于表实。

（四）

气轮色蓝，风轮外表无光，面白不泽，眼胞浮软者，附子理中汤主之。

附子理中汤

附子一两　人参五钱　白术三钱　炮姜三钱　甘草三钱

【论理释义】

此节病形，即是太阴的里虚现象。因为足太阴脾是喜燥而恶湿，脾湿过甚则脾脏呆笨而健运失职，健运失职则本经上行下达的气血多有不至。气不至眼，故眼胞浮软；血不荣面，故面白不泽。至于风轮外表无光者，是脾土病，而肝木失其培植。气轮色蓝者，是脾土病，而肺金无从养长的关系。宜用附子理中汤以理中土，培土即所以植木，补土即可以生金。

（五）

气轮与全身发黄，腹满腹痛，便硬拒按者，茵陈蒿汤主之。

茵陈蒿汤

茵陈三钱　栀子三钱　大黄二钱

【论理释义】

此节病形，属于太阴里实。太阴为至阴之脏，本无寒下之可言。但太阴脾经是喜燥而恶湿，有时燥热过度，则酿成实火。实火盛则中焦燔灼，中焦燔灼则肝胆被蒸，肝胆不胜其蒸，而胆汁外溢，上行四达，所以气轮及全身发黄。肠胃不胜其蒸，则水液枯竭，水枯则便硬，便硬则腹满，腹满则痛而拒按，所以必借《伤寒论》阳明病篇中发黄的茵陈蒿汤来用，则里实除而黄色退。不过此节病形，应属黄疸。其所以抉而出之者，一是因为它属于本经里实，再就是有一些患者因为气轮发黄，要请眼科医治的缘故。至于茵陈五苓散、麻黄连翘赤小豆汤等方，与本节命意无关，即不泛举。

（六）

胞睑硬红干烂者，轻剂茵陈蒿汤加赤芍治之。

茵陈蒿汤加赤芍方

茵陈三钱　赤芍三钱　栀子三钱　大黄五分

【论理释义】

此节病形，是脾热上攻的太阴里实，与上节的症状大不相同，但其致病原理却一样，只是有轻重之分。因为脾热不重，则为害不烈，仅仅能上攻胞睑。胞睑受热，故干烂；血液受蒸，故红硬。所以，只须轻剂茵陈蒿汤则脾热解，加赤芍则血热清。

（七）

胞睑软弛，湿烂色白，流泪发痒者，苓桂术甘汤主之。

苓桂术甘汤

茯苓五钱　桂枝三钱　白术三钱　甘草二钱

【论理释义】

此节病形，属太阴的表里俱虚。表虚伤风，则流泪发痒，因为风由肝动的关系。里虚受湿，则脾阳不升，脾阳不升而脾湿上注，故胞睑软弛而湿烂色白。所以，宜用苓桂术甘汤以温表而固里。

（八）

气轮突然肿胀，高出乌珠，痛胀欲裂者，宜葶苈大枣泻肺汤。

葶苈大枣泻肺汤

葶苈子二钱　大枣三枚

【论理释义】

此节病形，是说手太阴的里实郁结症状。不拘肺上是水郁、是气郁，都能使气轮肿胀、眼珠欲裂，故宜用葶苈大枣以泻之。

（九）

小儿大便腥臭，气轮上渐起翳膜，白同石灰质者，肺疳也，以四味肥儿丸治之。

四味肥儿丸

黄连五钱　芜荑五钱　神曲五钱　麦芽五钱

研为细末，水糊成丸，如梧桐子大。一岁每日服六丸，半岁减半，两岁加倍，用白开水调化送下。

【论理释义】

此节病形，是说太阴里实，蕴蓄湿热，以致肺上生虫，成为肺疳。肺脏被蚀，则气轮上现翳膜，即金性本色，成为石灰质状。古人曾说肺虫如蚕，此病即是蚕蚀肺脏，而肺与大肠互相表里，所以大便气腥。只宜用此方，才能杀虫消积，其他疳疾也可通用。

（十）

眼胞内渐起硬核，不红不痛不痒者，以温胆汤治之。

温胆汤

陈皮三钱　半夏三钱　茯苓三钱　甘草二钱　竹茹四钱　枳实四钱

【论理释义】

此节病形，是说太阴里实。脾经有痰火流入经络，在胞中结成硬核；核中所包，纯是清涎，叫做痰核。此核硬而不痒，故知其不因于风。不红不痛，故知其不因于血。须以醒脾清络法治之。如是全身痰核，则当以竹沥易本方的竹茹，但此病服药，收效太缓，实不若现代医学使用手术为佳。

（十一）

视物颠倒，或视正物反斜者，以旋覆代赭石汤去参枣，加天麻、羚羊角治之。

旋覆代赭石汤去参枣加天麻羚羊角方

旋覆花四钱　赭石四钱　甘草一钱　半夏三钱　生姜三钱　羚羊角五分　天麻四钱

【论理释义】

此节病形，属于太阴里实，是两太阴有痰火。因火生风，上扰瞳神后的精膏，致使瞳神后的精膏阴阳不协，真阳下陷，则视物颠倒；真阳斜在一边，则视物歪斜，故用本方以镇逆气，加天麻、羚羊角以镇风除热。如果是因惊致变者，重加枳壳、白及少许。以上症状痊愈后，需要多服八味丸。

（十二）

视一物为二为三者，精散视歧也。若无余症表现，可用视物颠倒方法治之。假如患者头昏腰痛，四肢倦怠，当用肾气丸。至于突然形成视歧，而风池风府颈项胀痛，则用驱风一字散。

肾气丸

熟地三钱　山药三钱　丹皮三钱　枣皮三钱　茯苓三钱　泽泻三

钱　牛膝三钱　前仁三钱

驱风一字散

制川乌五钱　川芎五钱　荆芥五钱　羌活二钱五　防风二钱五

研为细末，每服二钱，薄荷煎汤送下。

【论理释义】

此节病形，还是太阴里证，病理与上节大体相同，不过其中病情却有虚实之分。若病者没有余症表现，仅是逐渐视歧，仍是两太阴有痰火，因火生风，因风而截散瞳神后的精膏，以致视物分歧，仍用治视物颠倒的方法来治，属于实证。若表现有头昏腰痛，四肢倦怠等症，即是肝肾两虚的症状，就不得再做同样的治疗。因为这种症状属肾水过虚，不能生肝脏乙木，肝风上犯，截散精膏，故必用肾气丸以滋肾水，则肝风自息。至于突然视歧，而风池风府颈项胀痛，又是外来风邪，从脑与项深入，截散眼中精膏，又属实证，宜用驱风一字散。

（十三）

大眦头肉，胞肉中空，按之出脓者，名曰漏睛。旧法多用白薇丸，年久者兼以补漏生肌散点漏处，加减仙方活命饮亦可服。

白薇丸

白薇五钱　石榴皮三钱　羌活三钱　防风三钱　刺蒺藜三钱

研为细末，水糊为丸如梧子大，每服二十丸，白开水送下。

补漏生肌散

枯矾五分　轻粉五分　血竭五分　乳香五分

研极细粉末。

加减仙方活命饮

银花五钱　蒲公英五钱　花粉五钱　防风四钱　甲珠五分　川贝五

分　赤芍四钱　没药二钱　皂刺三根

【论理释义】

此节病形，是由太阴里实而起。因为脾有实热，引动肝风，风热上壅，闭塞泪窍，泪不流通，而与风热蕴结成脓，溃脓既久，故胞肉中空而按之脓出，用白薇丸、加减仙方活命饮等以清风热而敛空溃。但是，风热为病，必忌羌活、防风，为何此方又不避忌呢？因为内生的慢性风热，与外来的急性风热有所不同，而本方又有白薇监制着，故无妨害。至于年久的病要用药外点者，是因为胞肉过空，极难生长，须借外助，方易痊愈。小眦作漏，也可以同样的方法医治。最好还是手术治疗，收效较快。

（十四）

气轮血络膨胀暴露，状况有似寻常红赤，但以手试推胞睑，血丝不会移动，疼痛羞明者，属于太阴里实。如有阴虚内热征象，宜服甘露饮，否则就用三仁汤加制川乌。

甘露饮

天冬四钱　麦冬四钱　生地三钱　熟地三钱　石斛三钱　枳壳三钱　黄芩三钱　茵陈二钱　甘草二钱　枇杷叶八钱

三仁汤加制川乌方

苡仁一两　蔻仁三钱　杏仁三钱　厚朴三钱　半夏四钱　通草三钱　竹叶四钱　滑石五钱　制川乌一钱

【论理释义】

此节病形，必须根据西医学的解剖来说。中医学所谓的气轮，在西医的解剖学中分为两部分：最外表层，叫做结膜，结膜内面称为巩膜，结膜与巩膜不是粘紧的，所以结膜能推移，而巩膜则不动。此病的血丝

巴蜀名医遗珍系列丛书

既不能移，则知其病在巩膜，西医称为巩膜炎。对其病因应该如何认识呢？首先要认为这是手太阴中了湿气，然后再分两种来说。如兼有阴虚内热征象的，就是素质阴虚而中湿过久，由湿化热的原因，宜用甘露饮以养阴而清湿热。因为，没有热则白睛的血络就不会膨胀暴露。另一种不现阴虚的，宜用三仁汤加制川乌方以除湿祛风。若无风来逼血上行，则白睛的血络就不会膨胀暴露。至于疼痛羞明的理由，早已见于别条释义中，总属有余的表现，所以本条是属里实。

少阴目病举要

（一）

头痛如锥，属少阴病，或表或里，都能如此。假如患者突然目赤，坎离两廓血丝较多，不畏光，无眵，头痛如锥，就是少阴表虚伤风，立方与太阳目病（九）颇同，宜用桂枝加附子汤。若目不全赤，坎离两廓仅现血丝一二缕，则属于虚，治不同法。

桂枝加附子汤

附片六钱　桂枝三钱　白芍三钱　甘草三钱　生姜三钱　大枣一枚

【论理释义】

三阴主里，古有明文。而里脏为病又兼表象，即为里中之表，这也像三阳主表，而主表当中又有表中之里，是同一个道理。此证即为少阴表虚，属于里中之表。但根据什么来判断它是表证？因为突然目赤，即新病主表，而少阴中又见太阳，所以坎离两廓的血丝较多。为什么本经表病却又牵连到太阳？因为三阴经脉比较深隐，三阴表病常是借三阳而入的。不畏光即不是有余，无眵即不是因热。不过以上诸症，也可以看作太阳中了寒风，其所以要断作少阴表虚者，主要以头痛如锥来鉴别。

为什么少阴头痛会如锥刺？因为肾脏主脑，脑浆是无痛感的东西，全凭保护脑浆的经络发生知觉。如果少阴受病，不论是表是里，只须病邪达头，则脑外经络就要发生抽掣，痛如锥刺，痛处极多而痛点极微，仅如针尖连刺带锥的一样。本节既有这些情形，宜用桂枝加附子汤，以振肾阳而填表虚，使外来风邪仍从太阳而出。至于气轮色白，独现一二缕血丝，不拘在何经何廓上，都属于里或属于虚，不可不辨。

（二）

白珠血丝作淡红色，涕清如水，泪涌如泉，畏光甚，无眵，两眉头痛，而脉沉紧者，麻黄附子细辛汤主之。

麻黄附子细辛汤

麻黄二钱　附子四钱　细辛一钱

【论理释义】

此节病形，是说少阴伤寒表实，也就是太阳与少阴同病的两感证。为什么太阳少阴受寒，却说是少阴表实？因为太阳为少阴之表，所以少阴伤寒，却现许多太阳症状。为什么现了太阳症状，却又要认作少阴表实呢？因为脉沉而紧，就是区别。如果专是太阳受病，脉必紧而不沉，所以，此病不得用麻黄汤，宜用麻黄附子细辛汤。里固则表同解，其余病理已在麻黄汤内解释，不再论述。

（三）

性交后，伤于寒，眼无丝毫外症而突然失明者，须急治之，麻黄附子细辛汤。

【论理释义】

此节病形，是说少阴里实，也是少阴里证的虚中夹实。上节虽是少阴，而外表却兼属太阳经证，属于少阴之表。此节病形外无表现，而疾病之来是由性交引起，所以属里证。因为性交之后，肾脏空虚，外面寒邪乘虚直中，闭塞了目中少阴经络的玄府而失明，属于虚中夹实。寒邪伤人，闭塞玄府，在表在里均是实证，本节属于里实。不管如何辨证，都宜用麻黄附子细辛汤，则寒邪方能速除，视力方能恢复，并且不能懈怠，缓则必成痼疾。举此二例，以见经方作用，配合极精，一方而有几种用处。前节用此汤，是借附子固后防，而以麻辛攘外患。本节用此汤，是借附子作向导，而引麻辛除内忧。临证应变，变化要多，不得胶柱鼓瑟。倘入房后伤冷水，梦遗后中寒邪，都是同一看法。

（四）

风水气轮明净光洁，而血轮痛如针刺，烦躁不眠，视物无睹者，黄连阿胶鸡子黄汤主之。

黄连阿胶鸡子黄汤

黄连二钱　黄芩一钱　白芍一钱　阿胶二钱　鸡子黄一枚

煎好去渣，俟药稍冷，纳鸡子黄一枚，搅令相得后方用。

【论理释义】

此节病形，是说手足少阴的热证，属于里实。因为少阴一经，以热为本，易生热。心热则烦，肾热则躁，热甚而伤手少阴的目中经络，所以血轮痛如针刺。热甚而伤足少阴的目中经络，所以视物无睹。宜用黄连阿胶鸡子黄汤，以泻热而交心肾，则里实的热邪自解，视觉方能恢复。

（五）

五轮正常，而眼中常见白色光亮微小圆点飞动者，肾水上泛也，宜用真武汤温之。

真武汤

茯苓三钱　白芍三钱　生姜三钱　白术二钱　附片六钱

【论理释义】

此节病形，是说肾阳不足，少阴里虚的现象。肾为水脏，须赖坎水中的一点真阳来主宰，水液方能顺行，不滥不泛。就像地上之水，内中涵得有气，同为一个道理。人如肾阳不足，则肾水即不化，肾水不化而上泛到目中，故目中即见白色的光亮圆点飞动，西医属于眼底水肿，所以宜用真武汤来壮水之主以镇阳光，益火之源以消阴翳。这个用方的意图，和桂附八味丸的壮水法、益火法不同，八味丸的壮水主是用阴药来补水，八味丸的益火源，才是用桂附来补肾。本条的壮水主，是壮坎中真阳为水主。本条的益火源，是益肾火之原来消水气。

（六）

仰卧之后，视力清明，但起身走动即觉昏花，因而失明者，以杞菊地黄汤加白及玄参为丸或用生脉散煎汤常服。

杞菊地黄汤加白及玄参方

枸杞二两　菊花二两　熟地二两　山药二两　丹皮二两　枣皮二两　茯苓二两　泽泻一两　白及五钱　玄参一两

研为细末，蜜丸，每日空心服一两，白开水送下。

生脉散

泡参二两　麦冬八钱　五味子二钱

煎汤服。

【论理释义】

此节病形，是说少阴里虚。因为白珠属肺而主金，金为水母，少阴的天乙真水全赖金生，白珠又是眼睛的总帅，与少阴经络子母相依，所以少阴入目的经络要附在白珠内面，子母相生而生视力。此病之起，常因纵欲无度，损亏真阴，肾水精华枯竭，无以上荣于目，母生真水难供子耗，子母不生，所以本经入目的经络，即不为白珠所统，而与白珠脱离。病初起，经络尚未全脱，当仰卧时，经络还能贴于白珠，视力仍觉清明。当起来走动时，经络才与白珠略分，视物即感昏花。如不注意调治，必致失明，当以杞菊地黄汤加白及玄参以滋肺肾，或用生脉散以固肺气而敛真阴，经年长服，或可恢复视力。但这是内障眼病，还须断绝房事，方能收效。此病更须注意休息，不做剧烈活动，假如不遵医嘱，肯定是徒劳医治。

<h2 style="text-align:center">（七）</h2>

双目外无表证，而视物模糊，或觉眼中有黑子遮隔，或觉蚊蝇舞于睛前者，应及早医治，方可免于失明。方主驻景丸加减。

驻景丸加减方

菟丝子八两　楮实子八两　茺蔚子六两　枸杞子二两　前仁二两　木瓜二两　寒水石三两　河车粉三两　生三七五钱　五味子二两

研为细末，蜜丸，每日空心服一两，白开水送下。此方如欲减轻剂量，用水煎服亦可，但应取出三七粉、河车粉兑服。

【论理释义】

此节病形，是说少阴里虚，真元不足，酿成内障，也是肾脏虚弱引起的病形。因为肾主收藏，以藏为贵，如果肾精不藏，则坎水中的真阳无蔽，目中的少阴经络也不能单独闭藏，精汁势必外窜。窜于经络周围，则视物模糊；窜于瞳神后的精膏中，与精膏混杂不清，则见黑子遮隔，或蚊蝇飞舞。黑子遮隔不动，则精膏中的杂质也不动；蚊蝇飞舞于前，则是精膏中的杂质随目中的气机在动荡，所以必须培补真元，以化内中的杂质。方主驻景丸加减，时或兼用几剂真武汤。真元返本，杂质自清。但温补当中切勿误用凝滞的补药，否则杂质难清，如熟地切记不可使。

（八）

妇女梦交，男子梦遗，两眼模糊昏花，内外偏无障隔者，封髓丹主之。

封髓丹

盐水炒砂仁五钱　酒炒黄柏四钱　甘草二钱

【论理释义】

此节病形，是少阴里证，属于虚中夹实。不论是妇女梦交，或男子梦遗，都由肾虚而相火妄动。相火动而上炎，则扰乱目中的少阴经络，虽内外无障，但两眼模糊昏花，此病不可形求，必须从气取，方主封髓丹以泻相火而纳肾气。

（九）

五轮与常人无异，而盲无所睹，名曰青盲，精亏神败也，以驻景丸加减方加细辛猪脊髓长服，断绝房事，可复光明。

驻景丸加细辛鲜猪脊髓方

菟丝子八两　楮实子八两　茺蔚子六两　枸杞子二两　前仁二两　木瓜二两　寒水石三两　河车粉三两　生三七五钱　五味二两　细辛三钱　鲜猪脊髓一斤

服法同上。

【论理释义】

此节病形，亦属少阴里虚。病的起因有二：有因悲愁惊怒所伤而盲的，是伤手少阴心和足厥阴肝；有因纵愁无度所伤而盲的，是伤足少阴肾。总之，不论是伤心、伤肾和伤肝，都属神败精亏，真元不足，无以上供目用，以致目中玄府衰竭自闭，郁遏光明，外表虽同好人一样，而实则盲无所睹。这种眼病，我们应把它看在肾经，当作目系有病来医治。因为人的目是与脑相通的，统摄真元，隶属肝肾，不管如何而起，都应从补肾开窍上着手，但若不绝房事，则虽终身服药，也不能治愈。

（十）

瞳神结成内障，色白如银，盲无所睹者，方主陈氏自制金水丸。如有兼证，则以汤药随症兼治之。

陈氏金水丸

净茨菇粉十六两　玄参四两　白及四两　百草霜四两　升麻一两

研为细末，茨菇汁或水为丸，如梧子大，每服二钱，冷开水送下。

【论理释义】

肾脏之精气欲收，肺脏之金性欲化。假如肾脏之精气不收，则坎中肾气不足，诸病就容易来侵袭；如果肺脏之金性不化，则宝贵之金也成为无用之物。讲到五行，说是金曰从革，意即金化后，才能从革而为用。此节病形，即是指的少阴里虚，精气不收，真元不足，以致瞳神后的肺脏精膏分泌出金性本质，色白如银，结聚在瞳神之中，成为内障，使目无睹。其所以要聚在瞳神之中，因为肾为子，肺为母，母虽横悍，终必以子为依，其所以一聚即不能散，是因为肾脏的真元不足，无能力化其母气的横悍。坚冰之渐，由来已久，此时若要扶持子脏，但其母气之横悍业已不可收拾，所以必须用抑母定子之法，以陈氏金水丸为主，随其兼症，杂以汤药。如果不收效，宜用手术治疗。

（十一）

天晚目盲，天晓明彻，或夜间只能下视，不能上视者，名曰雀目，宜驻景丸加减方，用米泔水煎生猪肝及夜明砂下。如果日久失治，则瞳神就变黄色，成黄内障，甚则作黄金光，名曰黄风，属五风症之一也，以山药四钱，白术一钱煎汤，送服陈氏自制金水丸（方法同前）。

【论理释义】

五风目病，起源不一，似不宜完全列在少阴篇中。但这些内障终于结在瞳神，故本书即将五风接连列入少阴篇中，以便读者查看。此节病形属于里虚，因为肝木过虚而传其所胜之脾土，脾土受病，土不生金，金土同病再传其所胜的肾水，以致瞳神结成黄色内障，使人目盲。至于初受病时，只是天晚目盲，天晓明彻，系因五轮当中还是不离真阴与真阳和协，方能产生视力的作用。此病由于肝气过虚，肝脏的真阳不足，使阴气偏胜，加以天晚属阴，肝脏的真阳不能胜阴，所以目即盲无所睹。到天明时，阳气重生，则外界之阳来补助内乏之阳，所以夜盲之目，天晓又复明彻。其所以夜间只能下视，不能上视者，是由肝虚生风，瞳神后的精膏为风所扰，真阴真阳各在一方，真阴在精膏上面，真阳在精膏下面，有如飞禽，夜间不能上视，又名高风雀目。用驻景丸加减方，要借猪肝等类为引，就是以肝补肝的意思。日久失治，则风木走窜，顺克脾土，土不胜侮，即现中央戊己的黄色，金无土生，也分化出金性本质，与黄色混合，结为金黄色的黄内障，而附于瞳神，犹如白内障的情形，故治同白内障，略用脾药来引经。

（十二）

眼中常见黄花，不痛不痒，视物模糊，待黄花渐退，目亦渐渐失明者，黄风之虚证也，以六君子汤加山药、白及、全蝎治之。若尺脉迟微，当顾脾血，宜归脾汤。

六君子汤加山药白及全蝎方

人参一两　白术三钱　茯苓三钱　甘草二钱　陈皮三钱　半夏二

钱　山药五钱　白及五分　全蝎五分

归脾汤

泡参八钱　白术三钱　茯苓三钱　甘草二钱　黄芪五钱　远志二钱
木香三钱　枣仁五钱　龙眼肉三钱　当归三钱

【论理释义】

此节病形，是说脾虚生风，眼珠内的脾气涣散，属于里虚不足。不痛不痒，常见黄花，视物模糊。及至黄花渐退，目亦渐盲，则是脾气退败，必须以六君子汤加减来挽救。方中用白及，意在土金相生，土旺金生，则虚风难以动摇，但尺脉迟微者又属血虚，所以又要以归脾汤为治。西医学认为，人的眼底具有黄斑，而这种黄斑对于内脏的关系却未深研，根据中医五脏所主来看，"中央黄色，入通于脾"，这种黄斑是属脾脏的精华所结，所以眼见黄花则黄斑多有病变。从西医研究来看，人眼的中心视力是由眼中的黄斑发生的，更证明黄斑属脾是确实的，验之临床，每每见效。

（十三）

眼前常见绿花，或时又发现红白色花，继则头旋，或者瞳神散大，额角痛牵瞳神及鼻隅，因而昏盲，瞳神变绿者，名曰绿风，方主陈氏自制息风丸或沈氏息风汤。若不作痛者，则当以驻景丸加减治之。

陈氏息风丸

赤芍一两　紫草一两　菊花一两　僵蚕一两　玄参一两　川芎七
钱　桔梗五钱　北辛五钱　牛黄五分　麝香一分　羚羊角四钱

研为细末，水为丸，如梧子大，日服七丸，白开水下。

沈氏息风汤

犀角三分　沙参一两　黄芪五钱　花粉五钱　生地四钱　当归四

钱　麻黄二钱　蛇蜕二钱　钩藤五钱　防风五钱

此方出自沈氏《养生书》中，原是用来治疗内证的，并未命名，本书借用治眼病，命名沈氏息风汤。

病轻者，用石决明一两或珍珠母一两代犀角；病重者，用羚羊角粉二三分代犀角，或用原方；兼恶心呕吐者，加藿香五钱，草豆蔻三钱；兼见瞳神干缺者，加蒲公英一两。

【论理释义】

此节病形，是说绿风的虚实两种情况。绿风病变是五风之一。五风有黄、绿、青、黑、乌几种类别。其治法各书都有所不同，凭作者自己的体会，拟一通用药方，收效颇多，故对诸风就未分列方剂。倘临证碍难，而嫌此方有不足时，则可参考《医宗金鉴》《东医宝鉴》《审视瑶函》等书。至于本病的起源，《医宗金鉴》说是发于肺；《审视瑶函》说是头风痰湿，火郁忧思忿怒之故；《东医宝鉴》说是肝肺的病。但作者却认作起于足少阳胆经，不论是虚是实，都是瞳神前面的胆汁精膏病变，所以常常看见绿色飞花，或者瞳神散大。至于时或又见红花或白花者，是因胆病连肝，肝风上冲而扰及心肺两脏所致。有风，故头作眩晕；胆病，故少阳经的额角痛牵瞳神，株连鼻隔，病属于实，属于里。若不作痛，仅现头眩眼花，瞳神变绿者，即属胆虚不足，当以驻景丸加减，用引经药即可引入胆内。

（十四）

头眩晕，颠顶偶痛，眼前常见青花，日久不治，瞳变青色，昏蒙将失明者，名曰青风，方主陈氏息风丸。颠顶不痛者，则予驻景丸加减。

【论理释义】

此节病形，是说肝风为害，以致袭伤瞳神，使瞳神变成青色，病属于里。因为东方生风，风生木，木生酸，酸生肝，风为木母，木本青色，肝和则风和而宁静，不和则风暴而善行，风动则头中的清阳被扰，故作眩晕。肝伤而本脏的真色外现，故眼中常见青色。如果不明经络，不探原理，则青风一症，眼科书都说是头眩不痛，倘遇着兼有颠顶偶痛者，就会手足无所措。须知厥阴经脉与督脉会于颠顶而偶痛，也是青风的一个铁证。作者曾经治疗过此症，还是看作实证，用自制的息风丸治好的，故记于此，以释怀疑。至于颠顶不痛者，又属于虚，又当以驻景丸加减来医治。

<h2 style="text-align:center">（十五）</h2>

头痛如锥，眼中突见黑花，久则瞳神变昏黑，名曰黑风，予以陈氏息风丸，独活煎汤下。渐见黑花者，则服驻景丸加减方，独活煎汤送下。

【论理释义】

头痛如锥，前有解释。至于突见黑花，久则瞳神昏黑，是属肾受风邪，风热上攻所致，是属足少阴的里实病形，用陈氏息风丸治疗，借独活祛少阴邪风，则风与热皆自息。渐见黑花者，证明是肾虚，属于不足，可用驻景丸加减方，补剂当中，加独活为引。

<h2 style="text-align:center">（十六）</h2>

突然头痛如锥刺，眼中随现乌红色花，久则瞳神变乌红色，名曰乌风。仍服陈氏息风丸，独活煎汤送下。若是渐现乌红色花，服驻景丸加减方，独活煎汤送下。

【论理释义】

此节病形，是说手少阴经病变，还是有头痛如锥的情况。少阴心脏本不受邪，如或受邪，则生命也有危险，此病可看作邪伤经络。心主血脉，若经络受病，则受病的络脉血液颜色必然不鲜，所以眼中出现乌红颜色，时间久了则瞳神也会变作乌红，但内中还是要分虚实两种，突然发病者为里实，渐病者为里虚，治法也分两样。总之，五风虚证，多宜于补；实证，多宜于清。刘河间先生曾说，热气拂郁，玄府闭塞，热郁于目，目无所见，则知五风实证多属于热，闭塞玄府，不可不用清法。综合以上三节及本节的前两句病况，都有类似于西医学的青光眼，但在久则瞳神变乌红句上，又有似于西医学的玻璃体积血，读者不可不留意。

（十七）

眼珠痛如针刺，血液窜袭瞳神者，名曰血灌瞳神，先服通血丸以通之；血散后，继服炙甘草汤以补之。

通血丸

川芎一两　归尾一两　防风一两　荆芥一两　赤芍五钱　生地五钱　甘草五钱

研为细末，蜜丸，每服三钱。

【论理释义】

此节病形，是说少阴肾虚，以致眼珠中的脉络出血，放任侵袭，使瞳神竟成一颗血珠。血液不循正途，放任乱窜，所以眼珠痛如针刺。必须先服通血丸以收回血液，待瞳神中血散后，再服炙甘草汤以养真阴。

（十八）

五轮与常人无异，眼前常见红光旋转，累月经年，偏不失明者，方主黄连阿胶鸡子黄汤加丹参、丹皮。

黄连阿胶鸡子黄汤加丹参丹皮方

黄连二钱　黄芩一钱　白芍一钱　阿胶二钱　鸡子黄一枚　丹参五

钱　丹皮四钱

药煎好后去渣，俟稍冷，纳入鸡子黄一枚，搅令相得后方用。

【论理释义】

此节病形，作者于 1962 年中遇一女性患者，由重庆来求治，据说这种状况已历数年，经一些大医院检查后，都说眼底无病，心中异常懊恼，全身别无他症。作者认为，这种病变是属手少阴心经的阴虚内热实证，因为心色为赤，遇有热邪而逼其本色外现，于是给予上方治疗，一月后，患者来信说痊愈了。举此一例，向眼科同行介绍。有时应从幻觉去辨证，不可按图索骥。

（十九）

眼前觉有红色，视力随之模糊，甚至失明。方主陈氏生蒲黄汤。患病久者，则给予桃红四物汤，如不见效，更投以血府逐瘀汤，时而则当扶其正气。

陈氏生蒲黄汤

生蒲黄八钱　旱莲草八钱　丹参五钱　丹皮四钱　荆芥炭四钱　郁金五钱　生地四钱　川芎二钱

桃红四物汤

川芎四钱　当归四钱　生地四钱　赤芍四钱　桃仁三钱　红花三钱

【论理释义】

此节病形，是说少阴的里热实证，与上节有所不同，并列于此，以便互相参照。上节的眼见红光，虽日久也不失明，是属热伤其无形之气；本条的眼前觉有红色，随即模糊失明者，是属热伤了有形之血。分辨之点，就是在失明和不失明上。但热伤血液，为什么会失明呢？因为血的性质，过寒则凝，过热也能凝滞为害。本病之起，是因少阴经脉发生热邪。脉被热伤，血液即生瘀滞；血有瘀滞，脉道循环即受阻塞；脉道循环受阻，血管开裂，血即随热乱行而窜于目中，以致失明。

（二十）

瞳神小如针尖，不能瞻视，知柏地黄汤主之，时或应加麻黄。

知柏地黄汤

熟地三钱　山药三钱　丹皮三钱　枣皮三钱　茯苓三钱　泽泻三钱
知母二钱　黄柏三钱

有时加麻黄一钱。

【论理释义】

此节病形，是属少阴里虚、阴虚火旺证。病的起源，多由劳伤气血，穷极视瞻，纵欲无度，火旺阴虚，致使邪火上升，伤害胆汁，胆精不能注入眼内，致使风轮底层与瞳神间隔之处略有粘贴，瞳神渐收，小如针尖。或因肝热过甚，常患眼病，伤害胆精，而成此病，必须用知柏地黄汤养阴泻火。有时要加麻黄，是因为瞳神收紧过久一时难开，略加麻黄以助开散。但此病已成痼疾，很难收效。本来不应列入书中，然而当眼科医生的，不可不知道此症，也不可不知道这个疗法。

（二十一）

瞳神散大，风轮窄狭，视物昏蒙，主以空青丸去细辛加寒水石方治之。

空青丸去细辛加寒水石方

防风二两　生姜地黄二两　知母二两　北五味一两　前仁一两　石决明一两　空青石二两　寒水石二两

研为细末，蜜丸如梧子大，每服十丸，清茶送下。

【论理释义】

此节病形，也属于少阴里虚、阴虚火旺证。有的是由痰火气怒头风损伤真阴所致；有的由于忧思抑郁或灯下久看细字，损伤真阴所致。因为瞳神虽属肾，但它的边缘则主肝。人的瞳神全赖肾脏的真阴充足，没有邪火，则瞳神前面的胆精才能正常地去濡润肝脏所主的表里两层乌珠。如果真阴不足，则生邪火，邪火上冲，则胆精亏耗，风轮失其濡养，枯燥败坏，也就不能执掌瞳神边缘的收放。凡是瞳神散大，必以养阴收敛为要着。

（二十二）

妇女每值交感，阴中流血，眼中痛如针刺，闭目难睁，方主伏龙肝散，连服数剂，不愈，即当改用引精止血汤。

伏龙肝散

伏龙肝五钱　上桂心五钱

研为细末，分二次，清酒送下。

引精止血汤

人参五钱　白术一两（土炒）　茯苓三钱（去皮）　熟地一两（九蒸）　黑姜一钱　黄柏五分　荆芥三钱　前仁三钱（酒炒）　枣皮五钱

水煎服10剂，即不再发，但须忌房事三个月。

【论理释义】

此节病形，是说少阴里虚而复中伤的情况。孙思邈说男女媾精，五脏皆有气至。可见男女性交，五脏也能受损。此症其所以必须用伏龙肝散，是因为心主血，肝藏血，若心肝受损，则血失其主而不眉，日后每值交感，前伤冲动，而阴道血来，心肝伤血，所以眼如针刺，而紧闭难睁。治以伏龙肝散，是血从气治，使心肝之气收聚，诸症自然就消失。

假如数服不愈，则知此病之起并不在气，而是行经交感，伤在精血，应用引精止血汤即可治愈。

（二十三）

漆黑的夜间，有时突能见物，明彻清楚，而翌日天明视物反觉模糊，潜阳汤主之。

潜阳汤

姜汁炒砂仁五钱　附片四钱　制龟板三钱　甘草一钱

【论理释义】

此节病形，是属少阴里虚，病情最为严重，而眼珠内外却又不会变形，完全是在气化上面的表现。因为少阴阴虚，真阴即不能羁绊真阳，有时真阳飞越，注到眼内，使漆黑的夜晚反能视物，到了翌日天明，眼珠内的真阳涣散，反而不足，以致视物模糊。急当予以潜阳汤，以滋阴补阳，阴平阳秘，视力即能恢复。否则，不仅目盲，而且有暴病亡阳的危险。

厥阴目病举要

（一）

厥阴风证，头如斧劈，虚与寒痛，仅在颠顶。若病人有此头痛，而风轮随起灰白色翳膜，白珠红赤梗痛，手足时冷复热者，当归四逆汤主之。

当归四逆汤

桂枝三钱　白芍三钱　甘草二钱　大枣二枚　当归三钱　细辛二钱　通草二钱

【论理释义】

此节病形，是说厥阴伤寒的表实状况。既然是受寒，怎么会牵连到风？因为厥阴本经，原属风木，木郁不达，势必与寒相争，风寒相搏，所以也会发现风象。但风证头痛，为什么会如斧劈？因为风性泛窜，窜而不通则胀，胀而欲裂，故痛如斧劈。至于虚痛寒痛仅在颠顶，是因为厥阴经络，与督脉会于颠顶，虚痛与寒痛都不会如风滥窜，只能痛在本经的范围。久病颠痛则为虚，暂病颠痛则为寒。如果突见厥阴头痛，而风轮随起灰白色的翳膜，白珠红赤梗痛，手足时冷复热，是厥阴伤寒的表实，宜用当归四逆汤发散表邪。

（二）

两眼轮廓正常，突然若有风吹，胞睑紧闭，不敢眉视者，桂枝加芍药汤主之。

桂枝加芍药汤

桂枝三钱　炙甘草二钱　生姜二钱　大枣二枚　芍药六钱

【论理释义】

此节病形，是说厥阴的表虚中风现象。轮廓正常而突然有风吹入的感觉，胞睑紧闭，不敢眉视。自己觉得有风，而实际上是表虚不固，无风恶风的厥阴表病，所以必须用桂枝加芍药汤，以固里而除外邪。此方在《伤寒论·太阴篇》中，是用阴和阳法；在本章中，则用作安内攘外的表剂。同是一方，而作用却有不同。

（三）

头痛偏左，风轮起翳，或起灰白色膜者，予吴茱萸汤。

吴茱萸汤

吴茱萸二钱　人参三钱　大枣一枚　生姜三钱

【论理释义】

此节病形，是说足厥阴肝的里虚寒证。因为肝脏虚寒，所以风轮起翳，膜色灰白。如果是热翳热膜，颜色绝不灰白，故必用吴茱萸汤以温之。此证用吴茱萸与阳明用吴茱萸有所不同：阳明用吴茱萸，是借吴茱萸温胃；此证用吴茱萸，是正取吴茱萸温肝。不过厥阴头痛，是在颠顶，或者如同斧劈，为何此证又说头痛偏左？因为肝气行于左，偏左疼痛，本属血虚。患者多属偶然血虚，血虚则生风，肝风即乘虚袭入所致。只须治风，不必补血，肝不虚冷则血自生。

（四）

两眼轮廓正常，而视赤如白，视黄如红，颠倒色彩辨认不清者，炙甘草汤加柴胡主之。

炙甘草汤加柴胡方

炙甘草四钱　人参三钱　生地三钱　桂枝二钱　阿胶三钱　麦冬五钱　麻仁五钱　生姜二钱　大枣一枚　清酒一钱　柴胡三钱

【论理释义】

此节病形，是说厥阴里虚，肝气不和，所以轮廓正常而对色采辨不真，故必用炙甘草汤加柴胡，以滋阴和肝，这就是肝和则目能辨五色之意。

（五）

小儿素患蛔虫，久则双目紧闭，风轮白浑，气轮微黄，而黄中必浑涵血色，名曰肝疳，宜服乌梅丸。

乌梅丸

乌梅二百枚　细辛一两八　干姜二两　黄连三两　当归一两二　附片一两八炒　川椒一两二炒　桂枝一两八　人参一两八　黄柏一两八

依古法为丸，如梧子大，每服一钱。随症轻重，酌情加减。

【论理释义】

此节病形，是说足厥阴肝感受湿热，湿为热蒸，导致生虫，形成肝疳，成为里实。因为虫起于湿，须从热化，如无热邪，终难化生。素患蛔虫，则知内有湿热，湿热久留，则不仅专生蛔虫，而且可以化生若干细小疳虫，蚕食五脏，酿成五疳。肝有疳虫，所以风轮昏暗而色白；虫蚀既久，肝气不宁，所以双目紧闭而难睁。至于气轮变黄，且黄中浑涵血色，是因湿热蒸胆，而胆汁外溢，肝被虫蚀，而肝脏血瘀上攻所致，故必主以乌梅丸寒热并用，以清湿热，杀蛔虫。

（六）

小儿常食香燥，腹泻不止，大便臭而腥，气轮变黄，浑涵血色，风轮外突，白兼红乌，盲无所睹，枯瘠变形者，肝疳极深也。急治之，投以金蟾丸。倘若腹泻仍不止者，死。

金蟾丸

干虾蟆三钱　胡黄连二钱　鹤虱二钱　雷丸二钱　芦荟二钱　肉豆蔻（去油）二钱　苦楝根皮二钱（东向能见阳光者）　芜荑二钱　雄黄一钱

研为细末，蜜丸如梧子大，每服五丸。三岁外者，酌情倍加。

【论理释义】

此节病形，是说足厥阴经，肝疳深重的里实之证。因为小儿常食香燥，则必引起湿热而生疳虫。肝主疏泄，被虫侵蚀，损坏机能，以致腹泻不止。所以此等腹泻，用补脾毫无功效，必须以杀虫收涩为主。而杀虫方药，即使用乌梅丸也无济于事，应用金蟾丸的灵峻药物来治疗。便臭而腥，是由于虫坏腐物，随便而出；风轮外突，白兼红乌，盲无所睹，是由于虫蚀肝脏，竟随肝络而上蚀于目所致，枯瘠变形，是脏败垂死的表现；气轮变色，即上节解释过的道理，倘不立即治疗，不仅两眼无用，而且还有生命危险。

（七）

妇女口中味涩，经前则作眼痛，八廓血丝无常，风水二轮翳膜不厚者，丹栀逍遥散主之。

丹栀逍遥散

柴胡三钱　当归四钱　白芍三钱　白术三钱　茯苓三钱　甘草一钱　薄荷二钱　煨姜二钱　丹皮三钱　栀子二钱

【论理释义】

此节病形，是说足厥阴肝经血虚火旺的里虚情况。八廓的血丝无常、风水二轮的翳膜不厚，临证极难掌握，必须重在病情上探讨。因为作者过去对于妇科的诊断，常遇到口中味涩的，自称如同吃着生羊枣一样，当时听到这种情形，也深为诧异，以为五脏现五味，古人固然已有说法，但讲到味涩，又是从何而起呢？后经反复思考，认为涩为酸之变味，酸极而涩，涩过于酸，大凡口中味涩者，就是肝脏的病变。所以，此病就专以口中作涩、经前眼痛两点来认定患者是肝血过虚，由虚生火之证，用丹栀逍遥散以补带清，连续服药几周，则病可痊愈，不再复发。

（八）

头痛现厥阴证，风轮内突出一点黑珠，光如蟹目，叫做蟹睛，须急治疗，主以石决明散。

【论理释义】

此节病形，是说足厥阴肝的里热实证。因为肝有邪热，才发现厥阴头痛；肝热过甚，而上蒸眼珠内的胆精，胆精不胜其蒸，所以风轮里层也突出至风轮外面，犹如一颗黑珠，光如蟹目，疼痛难睁，必须用石决明散以散之，则热自清，蟹睛也自散。若不急治，可致瞳败目盲。此病兼肝胆，此方药在本书前面所列篇目中虽用在阳明，而实则又可以清肝胆，这是因症用药，不得拘泥于某一个方面。

（九）

凡目刺伤、撞伤、炸伤而损破风轮者，均以石决明散治之。

【论理释义】

此节病形，本是厥阴风轮的外伤病变，其中刺伤、撞伤、炸伤病因不一，且属外症，为何都用石决明散？因为病因虽自外来，但已成内创，用药内清，内创自宁，所以还能服药治疗。三种病变虽有不同，但其受伤则是一理，因风轮受伤，则肝胆经络未有不生热的，肝胆生热，就应当从内清外，与治蟹睛相同。

（十）

碱、石灰、化学药物腐蚀眼珠者，外用鸡蛋清作点药，内服甘露饮。

甘露饮

天冬四钱　麦冬四钱　生地三钱　熟地三钱　石斛三钱　枳壳三钱　黄芩三钱　茵陈二钱　甘草二钱　枇杷叶八钱

【论理释义】

此节眼外伤，也属厥阴经证。但此节眼外伤与上节大不相同：上节的眼外伤没有腐蚀性，所以主方偏重气分；此节的眼外伤，有药性腐蚀，蔓延深广，就必须用凉血、清热、滋腻之药，以控制其发展，且使伤处容易复生。外点鸡蛋清，是取拔毒生肌的作用。

（十一）

头痛如劈，内起雷声或风声，瞳神大小不定，突然昏盲，此急症也。名曰雷头风，方主陈氏息风丸。

【论理释义】

此节病形，是说足厥阴肝经的里热实证。因为厥阴肝经早有痰火风热潜伏而没有发作，自己不知觉，一旦风热上攻，痰随热涌，即见头痛如劈、内起雷声或风声。至于瞳神大小不定，突然瞻视昏盲，也是因为风热太过，扰及风水二轮的关系，此病危害最急。如果在治疗上延误了时间，也同误服了药物一样，不可治疗了。用药要忌辛燥。

（十二）

妇女月经紫黑，血腥逼人，继而经闭，数月不通，风轮起翳，白中带赤，满目血丝红紫，疼痛难睁者，主以血府逐瘀汤。

【论理释义】

此节病形，是说血热成瘀，足厥阴经瘀血在里证，所以风轮起翳、白中带赤、满目血丝红紫。疼痛难睁属于里实，法当攻破。至于肯定是血热成瘀的原因，则由问诊而得的诊断，因为月经紫黑、血腥逼人，继而经闭、数月不通等，就知道她是瘀血在里的来由。

（十三）

睛珠倏忽不定，突然向上，突然向下，或左或右，不能自己控制者，名曰辘轳转关，方主陈氏息风丸，用金箔为衣。

【论理释义】

此节病形，是属足厥阴里实，肝风妄动致使眼珠系络，被风牵引，眉转拘挛，所以眼珠倏忽旋转不定，不能自止，必须祛风化痰，加金箔来镇静。

（十四）

两眼轮廓正常，而每日有一个时间发现厥阴头痛，眼痛欲裂，气轮变赤者，芍药甘草汤加龟板、石决明治之。

芍药甘草汤加龟板石决明方

白芍五钱　甘草二钱　制龟板五钱　石决明五钱

【论理释义】

此节病形，是说足厥阴肝经的里虚阴虚证，所以每日到了某个时间，阴不胜阳，肝阳上冲，而发现厥阴头痛、眼珠痛胀欲裂，必用芍药甘草汤加味以平肝清热。至于气轮变赤的原因，一则是肝木阳热太过而反克金，再则仍属目病肺统。

（十五）

风轮上起浮翳，气轮又满布血丝，但无三阳证者，则不拘其浮翳之大小及形状，翳顶的下陷或不下陷，均以石决明散加海螵蛸治之。

石决明散加海螵蛸方

石决明一两　草决明一两　赤芍五钱　青葙子五钱　羌活一钱　山栀子五钱　木贼五钱　大黄五钱　荆芥二钱　海螵蛸一两

研为细末，每服二钱，麦冬四钱煎汤送下。

【论理释义】

此节病形，是说三阳目病，亦多风轮起翳的，但有三阳症状，就应当从三阳着手，加海螵蛸一味即可，在太阳释义中早已提及，这里就不复述。此症既无三阳症状，而风轮上起浮翳，气轮血丝满布，即知其没有外邪，完全是肝热上攻而起翳，木旺侮金而气轮起血丝。翳虽有轻有重，有新有久，总属于肝热，所以不管其翳之大小，形状与翳顶的溃陷与否，均以石决明散清之，此病属于里实。

（十六）

风轮中见浑白，气轮布有血丝，既非内障，亦非浮翳，疼痛难睁者，方主甘露饮。

【论理释义】

此节病形，极似上节，而实非上症。根据西医的解剖学来说，中医的风轮表层，西医名为角膜。角膜要分五层，中间一层叫做实质层。本节的病就是在这一层中，西医称为角膜实质炎。但根据中医学又该如何认病呢？作者认为是属于湿入厥阴，而患者平日又是阴虚内热，致使湿从热化，湿热交蒸，而病及风轮中层，木旺侮金而气轮起血丝。至于疼痛难睁，是属于病势正甚的原因，当予养阴除湿热之法而用甘露饮。

（十七）

风轮突见曲线溃损，或如树枝状，或如半环形，蔓延迅速者，以甘露饮加芜荑、芦荟治之。

甘露饮加芜荑芦荟方

天冬四钱　麦冬四钱　生地三钱　熟地三钱　石斛三钱　枳壳三钱　黄芩三钱　茵陈二钱　甘草二钱　枇杷叶八钱　芜荑三钱　芦荟一钱

【论理释义】

此节病形，属于虚中夹实。此节病理与上节大同小异，其所异之处，就是阴虚而兼湿热，湿热交蒸，以致生虫，风轮溃损之处如经虫行，且蔓延迅速，若专用养阴除湿之法，就很难奏效，所以需加芜荑、芦荟以杀肝虫。

巴蜀名医遗珍系列丛书

（十八）

风轮起翳日久，眼中无热象，无痛楚者，主点陈氏家传涩化丹。

陈氏家传涩化丹

赤石脂十两　炉甘石六两

以上二味共研极细，然后用：

薄荷一两　僵蚕一两　麻黄一两　北细辛五钱　蔓荆子一两　紫草七钱　龙胆草四钱　黄连一两　芦荟一钱　草乌四钱

水煎去渣，以浸赤石脂、炉甘石，绵纸封贮药器口，日晒夜露，干时再加：

空青石一两　珊瑚三钱　琥珀二钱　上血竭一钱　珍珠五分

研为极细末，每晚取少许点于障上。翳膜厚者，可加硇砂少许，但不能多加。珍珠须用未经穿过孔者，还须塞入白豆腐内，加水煮二小时，方能取出合药。

【论理释义】

此节病形，是指日久痼疾，在不治中求治，也多获有疗效的，所以讲明道理，以待使用。须知风轮之翳，无热则不起，而日久之翳，不得热则不化。常见一般眼药多用冰麝，患者点时似觉舒适，但点久了，则风轮真阳全消，而翳却坏死不退，所以本方首君赤石脂从温涩来化翳。

（十九）

能远视而怯近视，或能近视而怯远视，均以驻景丸加减方，再配青皮、秦皮治之。

驻景丸加减再配青皮秦皮方

楮实子八钱　菟丝子八钱　木瓜三钱　茺蔚子六钱　紫河车三

钱　寒水石三钱　青皮四钱　秦皮四钱　五味子二钱

本方是水煎剂，如欲为丸，则当加重数倍。阴虚有热者，去紫河车，加枸杞子。

【论理释义】

此节病形，属于里虚。根据《审视瑶函》来说，所谓能远怯近，为阴精不足，阳光有余，治疗之法，止在心肾；能近视而怯远视的，为阳不足而阴有余，治在肾胆。又根据解剖学来看，眼中水晶体的周围都被悬韧带系着。此种悬韧带收缩，则水晶体受牵引而更加扁平，视焦点就落在视网膜后面，就是看远；如果悬韧带松弛，则水晶体突度增加，视交点就落在视网膜前，就是看近。这两种说法，依我看来，不管是阴不足或阳不足，总之都是悬韧带为主要所在，近视眼与远视眼都应用异病同治之法，追究病理，终属于悬韧带的气机不利，属于悬韧带的调节失灵。悬韧带其所以气机不利，调节失灵，是由于厥阴肝气不舒的原因。西医学的悬韧带，属于中医学的风轮周围，应以补肾调肝之法治之。

（二十）

上胞下垂，或斜视，或面瘫，病程不久者，均以《审视瑶函》正容汤加味治之。

正容汤加味方

羌活二钱　白附子四钱　防风三钱　秦艽三钱　胆星一钱　白僵蚕四钱　制半夏四钱　木瓜三钱　赤芍四钱　甘草二钱　黄松节（即茯神心木）八钱

【论理释义】

此节病形，是属厥阴阳明两经的里实证，因为风伤阳明经络，致使眼胞上面的经络麻痹，不能提举眼胞，所以上胞下垂；风伤附着眼球的眼肌，致使经脉拘挛，因而斜视；风伤面部经络，而使经络麻痹，所以面瘫。以上三种，虽然属于阳明经络，但不离于风，所以仍归入厥阴，以正容汤的祛风法治之。

眼科选药便览篇

眼科用药与内科相同。中医治病重在辨明病理去处方，原非分别科目来用药，许多药物虽未列于眼科，而眼科则经常使用。现将常用药物略举功能，分成宣、通、补、泻、轻、重、滑、涩、燥、湿十类，罗列于下，以供参考。

一、宣剂类

宣剂，宣可去壅。

天麻 味辛，性平，无毒。眩晕，头痛，肝虚不足者宜。如血虚头痛，不可使用，即使用也当配以血分药。

秦艽 味苦辛，性平，无毒。疗酒疸、黄疸，解酒毒，去头风，利小便宜用。如下部虚寒，小便不禁者，不可使用。

柴胡 味苦，性平，一云微寒无毒。主治伤寒邪热，目赤，口苦，耳聋；痰热结实头痛眩晕。阴虚火妄者，不可使用。

防风 味甘辛，性微温，无毒。主治大风，头眩痛，目盲无所见，风行周身，骨节疼痛，风赤眼，止冷泪，散头目中滞气。头痛不因风寒者，不可使用。

桔梗 味苦，性微温，有小毒。主治目赤肿痛，清利头目，利咽喉，清肺气。如气逆上升，不得下降者，不可使用。

独活 味辛苦，性温，无毒。主治入少阴气分以理伏风，治头痛、头晕、目眩，搜风去湿。

羌活 味辛苦，性温，无毒。主治太阳经头痛，目赤，头旋。理游风，泻肝气，搜肝风。血虚头痛者，不可使用。

细辛 味辛，性温，无毒，反藜芦。主治少阴头痛，诸风通用之。作者常用来散寒开窍。唯气虚有汗，血虚头痛，阴虚咳嗽者，不可使用。

川芎 味辛，性温，无毒。主治目泪出，头脑痛。搜肝风，补肝血，润肝燥，益肝虚。

藁本 味辛，性温，无毒。主治太阳头痛，颠顶痛，大寒犯脑，痛连齿颊。如温病头痛、血虚头痛者，不可使用。

白芷 味辛，性温，无毒。主治头眩，目痒，泪出，目赤胬肉。如系阴虚火炽，病由血热所致者，均应忌用。

白豆蔻 味辛，性大温，无毒。能去白睛翳膜。有热者，忌用。

郁金 味辛苦，性寒，无毒。为行气解郁，凉血破瘀之品，作者常用作眼珠内的散血药。

荆芥 味辛，性温，无毒。反驴肉，无鳞鱼。主治目中黑花，头痛头眩目晕。如系阴虚头痛者，不可使用。

薄荷 味辛苦，性温，无毒。散风热，利耳目、咽喉、口齿诸病。虚人，不宜多服。

菊花 味苦甘，性平。主治诸风，头眩，肿痛，目欲脱，泪出。养目血，去翳膜。

冬花 味辛甘，无毒。润肺泻热，清肝明目及中风等疾，不拘寒热虚实都可使用。

常山 味辛苦，性寒，有毒。为吐痰截疟行水药物。真气虚者，则不可服。

钩藤 味甘，性微寒，无毒。主治头旋目眩，除心热，平肝风。

辛夷 味辛，性温，无毒。主治面肿引齿痛，头眩，鼻渊。利九窍，下气明目。气虚火旺者，不可使用。

乳香 味苦辛，性微温，无毒。入心脾肝三经，为活血伸筋药物。

没药 味苦辛，性平，无毒。主治目中翳，肤赤。散血消肿，定痛生肌。目赤肤翳非由血热者，不可使用。

海桐皮 味苦辛，性平，无毒。水浸洗目，除肤赤，为祛风逐湿药物。

芜荑 味辛，性平，无毒。入脾胃二经。为散风除湿，消积杀虫药物，兼泻剂。

蔓荆子 味苦辛，性微寒，无毒。主治太阳头痛，目泪出，赤眼，睛内痛。

密蒙花 味甘，性平，微寒，无毒。消目中赤脉，赤肿肤翳，羞明泪多。

葱头 味辛，性温，无毒。主明目。

白芥子 味辛，性温，无毒。主治胸膈冷，上气，面目黄赤。利气豁痰，消肿止痛。肺经有热，阴虚火旺生痰者，不可服用。

五灵脂 即寒号虫粪，味甘，性温，无毒。主治血积，血痹，血眼，血痢，一切血病。血虚无瘀滞者，不可使用。

虎睛 味辛，性微温。明目，去翳。

麝香 味辛，性温，无毒。主治目中肤翳，通行十二经，开关利窍。凡患者属于虚者，不可使用。

白犬乳汁　味甘，性平。乳汁注目中，主治十年青盲。

蛇蜕　味咸甘，性平，有小毒，入肝经。为走窜药物，明目，去翳。肝虚者，不可使用。

海螵蛸　即乌贼骨，味咸，性微温，无毒。主治目翳流泪。

白僵蚕　味咸辛，性平，无毒。为祛风化痰药物。病非由外邪客入者，均忌用。

全蝎　味甘咸，性平，有毒，入肝经。为驱风逐邪药物。主治口眼㖞斜，中风半身不遂。

百部　味苦，性微寒，无毒，入肺经。主治疳积、肺热、润肺。为杀虫药物。

藿香　性微温，味辛，无毒。主治风水毒肿，去恶气，止霍乱吐泻，心腹绞痛，为清上治中药物。

紫苏　味辛，性温，无毒，入心、肺、胃三经。忌鲤鱼。为发表散寒之品。治心腹胀满，止霍乱转筋。

鹤虱　性平，味苦，有小毒。杀诸虫，能敷恶疮。

冰片　味辛苦，性微寒，无毒。为散火通窍药物。主治目赤肤翳，惊痫痰迷，鼻瘜，喉痹，痘陷，三虫，五痔。不可常用。

皂刺　味辛咸，性温，无毒，入肺、大肠二经。为通窍搜风药物，杀虫，溃散痈疽。

陈皮　味苦辛，性温，无毒，入肺、肝、脾、胃四经。为宣通疏利药物。主调中快膈，导滞消痰，利水止呕。

蔻壳　味辛，性温。能去白睛翳膜。

蚕蜕　即蚕蛋纸已出蚕者。味咸，性温，有小毒。入肾经，兼入脾经。主治胞睑风。

淡豆豉　味苦，性寒，无毒，入肺、胃二经。为解表除烦药物。

枇杷叶　味苦，性平，无毒，入肺、胃二经。为下气药物。能清热，解暑毒。

麦芽　味甘，性微温，入脾、胃二经。为健脾化积药物。

谷芽　味苦，性温，入脾、胃二经。为健脾开胃，和中消积药物。

神曲　味甘，性温，入脾、胃二经。为消导药物。

粳米　性平，味甘，无毒。能平胃气，长肌肉，温中止痢，益气除烦。

松节　性温，味甘苦，无毒。主治百节风，骨节痛。酿酒服，治脚软。

木香　味辛苦，性温，无毒，入三焦经。为行气药物。主邪气，辟毒疫，膀胱冷痛，呕逆反胃。

川椒　味辛，性温，无毒。散寒，除湿，解郁结。通三焦，杀蛔虫，止泄泻。

砂仁　味辛，性温，无毒。主治脾胃气结滞不散，温暖肝肾，噎气，转筋。

莱菔子　味辛、甘，性平，无毒。为行气消痰药物。主下气除胀。

酒　味苦、甘、辛，性热，有毒。主行药势，通血脉，杀百邪恶毒气。

贝母　味辛、苦，性平，无毒，入心、肺二经。为散结泄热，润肺清火药物。

生姜　味辛，性微温，无毒。主除风邪寒热，伤寒头痛，鼻塞，咳逆上气，止呕吐，祛痰下气。

炮姜　味辛，性温，无毒。除胃冷，理中气。

煨姜　味辛，性温，无毒。但发散性较缓，即生姜用火煨过。

甲珠　味咸，性微寒，有毒。止痛排脓，下乳消肿，性专行散，中病即止服。

二、通剂类

通剂，通可去滞。

通草　味甘、淡，性平，无毒。明目，退热，鼻塞失音。

白鲜皮　味苦、咸，性寒，无毒。主天行时疾，头痛眼疼。下部虚寒人，不可使用。

石菖蒲　味辛，性温，无毒。补五脏，通九窍，明目，出音。

茵陈　味苦，性微寒，无毒。主风眼疼。

茺蔚子　味辛、苦，性寒，无毒，入肝及心包二经。为祛瘀生新药物。

红花　味辛、甘，性温，无毒，入肝经。为行血药物。

地肤子　味苦，性寒，无毒，入肾、膀胱二经。为利水滋阴药物。

瞿麦　味苦、辛，性寒，无毒。明目祛翳，利水破血。虚人，不可使用。

车前子　味甘、咸，性寒，无毒。主脑痛泪出，明目，疗赤痛。

刺蒺藜　味苦、辛，性温，无毒。明目，为平散肝风药物。

琥珀　味甘，性平，无毒。壮心，明目，磨翳，为行水散瘀安神药物。阴虚人小便不利，不可强利之。

泽泻　味甘、咸，性寒，无毒。逐膀胱停水，治五淋，利膀胱热，宣通水道，通小肠，止遗溺。

巴蜀名医遗珍系列丛书

茯苓　味甘，性平，无毒。伐肾邪，利小便，安心神，益肌，厚肠。

木通　味甘、辛，性平，无毒，入心、肾、膀胱、小肠四经。为通利药物。

萆薢　味苦，性平，无毒。入肝、胃、肾三经，为祛风湿，理下焦药物。治白浊，茎中痛，膀胱宿水。

豆卷　味甘，性平，无毒。入胃经。为除陈祛积药物。治湿痹、筋挛、膝痛。

泽兰　味苦、甘，性微温，无毒，入肝脾二经。为行血消水药物。治鼻血，吐血，头风目痛。

香薷　味辛，性微温，无毒，入心、脾、胃三经。为清暑利湿药物。

防己　味辛、苦，性寒，无毒，入膀胱经。为祛风行水药物。

胆南星　味苦，性大寒。为祛风豁痰药物。治风热，定惊痫。

苡仁　味甘、淡，微寒，无毒，入肺、肝、脾、胃、大肠五经。为除湿行水药物，利肠胃。

三、补剂类

补剂，补可去弱。

人参　味甘，微苦，性微凉，热用则温，无毒。主补五脏，安精神，定魂魄，明目，开心，益智。有外寒者，忌用。

玉竹　味甘，性平，无毒。主治目痛，眦烂，泪出。

金毛狗脊　味苦、甘，性微温，无毒。主目暗，坚脊，利俯仰。

远志　味甘，性温，无毒。聪耳目，益智慧。心经有实火者，忌用。

当归 味甘、辛、苦，性温，无毒，入心、肝、脾三经。为养血润燥药物。

生地 味甘、苦，性寒，无毒。为滋阴凉血药物。益气力，利耳目。

熟地 味甘、微苦，性微温，无毒。为滋阴养血药物。填骨髓，利耳目。

楮实子 味甘，性寒，无毒。主阴痿，壮筋骨，助阳气，补虚劳，暖腰膝，益颜色，充肌肤，明目。

沙苑蒺藜 味甘，性温，无毒。为平补药物。长肌肉，明目，轻身。

菟丝子 味甘，性平，无毒。为补助三阴药物。久服明目。

柏子仁 味辛、甘，性平，无毒。益气，除风湿，聪耳，明目。

山茱萸 味辛、酸，性温，无毒。强阴益精，久服明目。阴虚血热者，宜与黄柏同用。

女贞子 味苦，性寒，无毒。强阴明目，健腰膝，变白发。使用时，须加脾阳药，否则阴甚而目反昏。

枸杞子 味甘，苦，性平，无毒。为滋益药物。明目，补精气。

小麦 味甘，性平，无毒。止烦渴，咽燥，酒疸目黄。

山药 味甘，性平，无毒。主头风，目眩，止腰痛，除烦热。

百合 味甘，性平，无毒。为清凉退热药物。补中，益气，止涕泪。中寒者，忌服。

莲子 味甘涩，性平，无毒。为滋养后天元气药物。气胀者，不可使用。

巴蜀名医遗珍系列丛书

人乳 味甘、咸，性平，无毒。治目赤痛多泪，和麻雀屎去目中胬肉。

秋石 味咸，性温，无毒。为滋阴降火药物。除鼓胀，明目清心。

紫河车 味甘、咸，性温，无毒。治一切虚损劳极。凡精虚阴涸，水不胜火，吐血，骨蒸盗汗等症均应忌用。

鹿茸 味甘、咸，性温，无毒。治一切虚损，耳聋，目暗，眩晕。

羊肝 味苦、甘，性热，无毒。主补肝，治肝风虚热，目赤暗无所见。

青螺 味甘、咸，性平，无毒。产自青海，体小肉绿，明目，补肝补肾，治一切虚损。

阿胶 味甘，性平，无毒。清肝养肝，滋肾益气，和血补阴，化痰定喘，除风润燥。

龟板 味甘、咸，性平，无毒。专治阴虚血弱，肾家正药。虚而无热者，不可使用。

蜂蜜 味甘，性平，无毒。和百药，明耳目。如泄泻中满者，不可使用。

麦冬 味甘，性微寒，无毒。治虚劳客热，口干燥渴，肺痿吐脓，热毒，身黑目黄，补心清肺，保神脉气。

血竭 味微咸、甘。主一切恶疮。

葳蕤仁 味甘，性平，无毒。主目痛，眦烂，泪出。

龟胶 味甘、咸，性平，无毒。为益阴滋血药物。

黄芪 味甘，性微温，无毒。为实表，助气，泻火药物。

丹参 味苦，性微寒。入心、肝、肾三经。为祛瘀生新药物。

旱莲草 味甘、酸，性平，无毒，入肝、肾、胃及大、小肠五经。

善止血，能补肾。

猪肝　味酸，性温。补肝，兼治脚气。

猪脊髓　味甘、咸，性寒。主扑损恶疮，通督脉。

白术　味甘，性温，无毒，入脾胃二经。为安土除痹药物。主风寒湿痹死肌，痉，疸，止汗，除热，消食。

酸枣仁　性平，味甘，无毒，入心、肝、脾三经。为补益药物。主心烦不得眠，脐上下痛，虚汗，益肝气，坚筋骨。

大枣　味甘，性温、平，无毒，入心、脾二经。为补中益气药物。主安中，养脾气，平胃气，通九窍。

龙眼肉　味甘，性平，无毒，入心、脾二经。为滋益药物。主补血气，养肌肉，益虚气，除健忘，治怔忡。

鳖甲　味咸，性平，无毒，入肝经，兼入肺、脾二经。为益阴除热散结药物。主心腹癥瘕坚积寒热，疗温疟血瘕腰痛，小儿胁下坚。

鳖血　味咸，性平，无毒。入肝经血分。用以炒柴胡，能引柴胡直入肝经。

桑螵蛸　味咸、甘，性平，无毒，入肝、命门、膀胱三经。为固肾益精药物。主伤中，疝瘕，阴痿，益精生子，女子血闭腰痛，通五淋。

鸡蛋清　味甘、微咸，性平，无毒。涂汤火伤良。

鸡子黄　味甘，性平，无毒，入心经。为滋益药物。能补离中真阴。

白扁豆　味甘，性微温，无毒，入脾经，兼入胃经。为专治中宫，除湿消暑药物。主和中，下气，补五脏，主呕逆。

鸡内金　味甘，性平，无毒，入肝、脾、大肠、膀胱四经。为除热止烦药物，善消积。

地骨皮 味苦、性大寒，无毒，入肾、三焦二经。为清血热，助正气药物。解骨蒸肌热，泻肾火，降肺中伏火，去胞中火。

杜仲 味辛、甘，性温，无毒，入肝、肾二经。为助益腰膝药物。主腰膝酸痛，补中，益精气，坚筋骨，强志，除阴下痒湿，小便余沥。

骨碎补 味苦，性温，无毒，入肾经。为补益药物。主破血，止血，补折伤，治耳鸣及肾虚久泻。

续断 味苦，性微温，无毒，入肝、肾二经。为专益筋骨药物。主伤中，补不足，续筋骨，破癥结瘀血。

巴戟 味辛、甘，性微温，无毒，入肾经。为强阴益精药物。主大风邪气，阴痿不起，强筋骨，安五脏，补中，增智，益气。

淫羊藿 味辛、甘，性温，无毒。入命门经，兼入肝经，通入胃、大肠、三焦三经。为助阳益精药物。主阴痿绝伤，茎中痛。利小便，益气力，强志。

石斛 味甘，性平，入胃、肾、心、脾四经。为除热益阴药物。

天冬 味甘、苦，性平，无毒，入肺、肾二经。为除虚热，润燥痰药物。

甘草 味甘，性平，入十二经。为调和药物。

牛膝 味苦酸，性平，无毒，入肝、肾二经。为走而能补药物。

四、泻剂类

泻剂，泻可去闭。

茨菰 又名荸荠、苾荠、乌芋。味甘，微寒滑，无毒。下丹石，消风毒，除胸中实热气，可作粉食，明耳目，消黄疸。

葶苈子 味辛、苦，性大寒，无毒，入肺、大肠、膀胱三经。为下气利水药物。但不可过剂，中病即止。

大黄 味大苦，性大寒，无毒。为大泻血分实热，尽下有形积滞药物。但胃寒血虚，妊娠产后，都不可使用。

玄参 味苦、咸，性微寒，无毒。反藜芦。治热风头痛，补肾气，明目，肾病主药，散无根浮游之火。血少目昏者，不可使用。

三七 味甘、微苦，性温，无毒。为散瘀定痛药物。主目赤，其功用与血竭略同。

黄连 味苦，性寒，无毒。为清火除湿药物。主热目病，眦伤，泪出。如系血少气虚，脾胃虚寒，阴虚内热者，不可使用。

胡黄连 味苦，性寒，无毒。禁忌与黄连同。为清热除湿药物。主补肝胆明目。

黄芩 味苦，性寒，无毒，入心、肺、胆、大肠、小肠五经。为除湿清火药物。

苦参 味苦，性寒，无毒。反藜芦。为燥湿胜热药物。如肝肾虚而无大热者，不可使用。

龙胆草 味苦涩，性大寒，无毒。为涤火邪，除湿热药物。补肝胆气，去目中黄。脾胃两虚者，不可使用。

白薇 味苦咸，性平，无毒，入胃经。为清虚火，除风热、血热药物。

青蒿 味苦，性寒，无毒。主明目，开胃。

夏枯草 味苦辛，性寒，无毒，入肝、胆二经。为散结解热药物。

旋覆花 味咸，性温，无毒。去头目风，目眵，下气消痰。

青葙子 味苦，性微寒。为泻肝明目药物。肝虚者，不可使用。

牛蒡子 味苦，性平，无毒。为散风除热解毒药物。主明目，除风伤。

决明子　味甘、苦、咸，性微寒，无毒。为泻肝明目药物。

芦荟　味苦，性大寒，无毒。主清热杀虫，凉肝，明目。

厚朴　味苦、辛，性温，无毒，入脾、胃二经。为下实散满药物。

槐角子　味苦，性平，无毒。为凉血清热药物。明目，除热泪，风眩欲倒。

桑叶　味甘、辛，性寒，无毒。主劳热，咳嗽，明目。

山栀子　味苦，性寒，无毒。治目赤热痛。脾胃虚弱者，不可使用。

竹茹　味辛、甘，性平，无毒，入心、胃二经。为涤热药物。胃寒者，不可使用。

天竺黄　味甘，性寒，无毒。主小儿惊风天吊，镇心明目，去诸风热。

绿豆皮　味甘，性寒，无毒。反榧子壳。主解热毒，退目翳。

桃仁　味苦甘，性平，无毒。为破血润燥药物。

海浮石　味甘咸，性平，无毒。为清痰软坚药物。

青盐　味咸，性寒，无毒。主明目，目痛，益气，坚肌骨，去毒蛊。治目中瘀赤。

寒水石　味咸，性寒，无毒，入肾经。为走血除热药物。止牙疼，坚齿明目。凡阴虚火旺，咳嗽吐血，脾胃作泻者，均应忌用。

夜明砂　味辛，性寒，无毒，入肝经。为散血明目药物。

犀角　味苦、酸、咸，性寒，无毒。为清热凉血解毒药物。祛风，利痰，定惊，明目，消胎气。孕妇忌服。

羚羊角　味苦、咸，性寒，无毒。为散邪清热药物。主明目，益气。虚而有热者，亦可服；虚而无热者，忌用。

珍珠　味甘、咸，性寒，无毒。粉点目中，主肤翳障膜。

石决明　味咸，性平，无毒。主目障，翳痛，青盲，专除肝经风热。

蟾蜍　味辛，性寒，微毒。杀疳虫，除湿，发汗，退热。

猪蹄壳　味咸，性平，无毒。入肝、脾二经。为化肝脾积滞药物。

牛黄　性凉，味苦，有小毒。安魂，定魄。主狂癫，惊悸，中恶。

黄柏　性寒，味苦，无毒，入足少阴、手厥阴二经。主五脏肠胃中结热，治龙雷之火。

知母　性平，味苦，无毒，入足阳明、手太阴、足少阴三经。主肾虚损，能坚肾。

天花粉　味苦，性寒，无毒。主消渴，身热，烦满。

金银花　味甘，性寒，无毒，入肺经。为散热解毒药物。主寒热身肿，疗风养血。其藤名忍冬藤，功用相同。

丹皮　味辛、苦，性微寒，无毒。入心、肝、肾、心包四经。为清伏火，凉血热药物。

熊胆　味苦，性寒，无毒。主热病，黄疸，久痢，杀虫，消恶疮，点眼去翳开盲。

猪胆　味苦，性大寒，无毒。能润燥通便，入心通脉。

青黛　味咸，性寒，无毒，入肝经。为除热解毒药物。

苇根　味甘，性寒，无毒，入肺、脾、肾三经。为清热止呕药物。主消渴，客热，止小便数。

败酱　味苦、咸，性微寒，无毒。入足少阴、手厥阴二经。主破多年凝血，能化脓为水，治赤眼障膜。

蒲公英　味辛、苦，性寒，无毒，入肝、脾二经。为除热解毒药物。治无名肿毒，恶疮。

桑白皮　味甘、辛，性寒，无毒，入肺经。为清金药物。主肺气喘满，伤中，五劳，六极虚劳客热头痛。

枳实　味苦，性寒，无毒，入脾、胃二经。为破气行痰药物。除胸胁痰癖，逐停水，破结实，消胀满。

竹叶　味辛、甘，性寒，无毒，入心、胃二经。为涤热药物。主胸中痰热，咳逆上气。

杏仁　味甘，性温，有小毒，入肺、大肠二经。为泻肺，解肌，润燥，下气药物。主咳逆上气雷鸣，喉痹。

冬瓜仁　味甘，性微寒，无毒，入脾、胃及大、小肠四经。为除热益脾药物。除烦满不乐，去皮肤风，治肠痈。

山楂　味甘、酸，性温，无毒，入脾经。为破气消积去油腻之品。主消食积，化宿滞，行结气，除积块、痰块、血块。

青皮　味苦、辛，性寒，无毒，入肝、胆二经。为发散药物。主破坚癖，散滞气。治左胁肝经积气。

槟榔　味辛、涩，性温，无毒，入胃、大肠二经。主宣利五脏六腑壅滞，主痢疾里急后重，为沉重下坠药物。

山栀仁　性寒，味苦，无毒，入心、肺、胃三经。去心胸中热。

枳壳　味苦、咸，性微寒，无毒，入肺、胃二经。为散结逐滞药物。

苦楝根皮　性微寒，味苦，微毒。杀诸虫，利大肠。入药须用根中色白者。色赤者，不能用。

川楝子　又名金铃子。味苦，性寒，有小毒，入肝、心包、小肠、膀胱四经，兼入肺、脾、胃三经。为泄热药物。杀三虫，治诸疝。

射干 味苦，性平，有毒，入心、心包、三焦、肺、肝、脾六经。为清火解毒，散血消痰药物。

雷丸 味苦，性寒，有小毒。杀三虫、寸白虫，去蛊毒。

山豆根 味苦，性寒，无毒，入心、肺、大肠三经。为清热解毒药物。

五、轻剂类

轻剂，轻可去实。

百草霜 味辛，性温，无毒。主消化积滞，入下食药中用，止上下诸血，妇人崩中带下，咽喉口舌一切诸疮。

麻黄 味苦，性温，无毒。主中风伤寒头痛，通九窍，调血脉，开毛孔皮肤。凡诸虚有汗，阴虚眩晕者，不可使用。

葛根 味辛、甘，性平，无毒。为解肌升阳散火药物。多用则伤胃气。

升麻 味甘、苦，性平，无毒。为升阳散毒药物。主阳明头痛，目赤。凡阴虚火动，肾经不足者，不可使用。

苍耳子 味苦、甘，性温，无毒。为发汗散风胜湿药物。治肝热，明目，遍身瘙痒，一切风气。

木贼草 味甘、微苦，性温，无毒。主目疾，退翳膜，益肝胆，解肌止泪。凡目疾由于怒气，暑热伤血，暴赤肿痛者，不可使用。

连翘 味苦、辛，性平，无毒。为散结清火药物。

谷精草 味辛、甘，性微温，无毒。主头风痛，目盲，翳膜，痘后生翳。

京墨　味辛，性温，无毒。为清凉药物。主物芒入目，飞丝入目，浓磨点之。

蝉蜕　味咸、甘，性寒，无毒。为祛风散热药物。除目昏障翳，头风，眩晕。

葛花　味甘，性平，无毒。主消酒毒。

六、重剂类

重剂，重可去怯。

金箔　味辛，性平，有毒。主镇精神，坚骨髓，安魂魄。入丸散内。

银箔　味辛，性平，有毒。主坚骨，镇心，明目。入丸散内。

朱砂　味甘，性微寒，无毒。主养精神，安魂魄益气，明目。

雄黄　味辛、苦，性温，微毒。为解毒杀虫药物。中病即止，不能过量。

石膏　味甘、辛，性寒，无毒。为泻热解肌药物。止阳明头痛。

阳起石　味咸，性微温，无毒，入命门经。为温补药物。凡阴虚火旺者，忌用。

磁石　味辛、咸，性寒，无毒。明目，聪耳。

代赭石　味苦、甘，性寒，无毒。为镇虚逆，养阴血药物。如下部虚寒阳痿者，忌用。

伏龙肝　味辛、咸，性温，无毒，入肝经。为调中止血，燥湿消肿药物。阴虚吐血者，不可使用。

空青石　性寒，味甘、酸，无毒。主青盲耳聋，益肝气，疗目热赤痛，去肤翳，止泪出，治内障眼。它是去翳障的最主要药物，能使瞳仁破者再得见物。

珊瑚 性平，味甘，无毒。镇心止惊，明目去目翳，止鼻衄。

石燕 性凉，味甘，无毒。止消渴。

轻粉 性冷，味辛，有毒。能杀恶疮、疥癣虫。

铅粉 又名胡粉、定粉、粉锡。味甘，性寒，无毒。主伏尸毒螫，杀三虫。

黄丹 味辛，性微寒，无毒。主惊痫癫疾，除热下气，止痛生肌。

七、滑剂类

滑剂，滑可去着。

苁蓉 味甘、酸、咸，性温，无毒。为滋肾，益精滑肠药物。肾中有热者，忌用。

锁阳 味甘，性温，无毒。为大补元阳药物。

蒲黄 味甘、辛，性平，无毒。为凉血活血，散结除热药物。

胡麻 味甘，性平，无毒。为补益滋润药物。坚筋骨，明耳目，补五内，益气力。

薤白 味辛、苦，性温，无毒。为利窍助阳药物。

榧子 味甘，性涩，无毒。反绿豆。为润肺杀虫药物。

滑石 味甘，性寒，无毒。入膀胱经，兼入心、胃及大、小肠四经。为通利下窍药物。

冬葵子 味甘，性寒，无毒。入大肠、小肠二经。为润燥利窍药物。通营卫，滋气脉，行津液，利二便。

麻仁 味甘，性平，无毒，入脾、胃、大肠三经。为滑利药物。

紫草 味苦，性寒，无毒，入肝、肾、心包络三经。为凉血药物。

主疗恶疮，解豆疹毒。

八、涩剂类

涩剂，涩可固脱。

白及　味苦、辛，性微寒，无毒。反乌头。为补肺逐瘀生新药物。

芍药　味苦、酸，性平，无毒，入脾、肺、肝三经。为收敛药物。主目赤，肠风泻血，目涩，血痹。

五味子　五味皆俱，性温，无毒。补元气不足，收耗散之气，瞳子散大，明目。凡肝有动气，肺有实热者，不可使用。

覆盆子　味甘酸，性微温，无毒，入肝、肾二经。为补涩药物。

秦皮　味苦，性寒，无毒。为收敛药物。主目中青翳白膜，除热。

芡实　味甘，性平，无毒。聪耳，明目，强志，益精。

赤石脂　味甘、酸、辛，性大温，无毒。为固敛药物。主养心气，明目。

明矾　味酸、涩，性寒，无毒。为燥湿坠痰药物。主目痛，风眼。

龙骨　味甘，性平，无毒。为固敛正气药物。

五倍子　味酸、咸，性平，无毒。为肺经收敛药物。散热毒，消目肿。

木瓜　味酸、涩，性温，无毒，入肝、肺二经。为收敛舒肝药物。通肝络，治转筋。

铜绿　又名铜青。味酸、苦、涩，性寒，有毒，入肝、胆二经。治烂弦风眼。有毒，忌内服。

石榴皮　味酸、涩，性温，无毒。为收敛杀虫药物。

赤芍　味苦、酸，性平，无毒。主邪气腹痛，能通血脉，散恶血。

乌梅　味酸，性平，无毒。入肺、脾二经。为敛肺涩肠，涌痰，消肿药物。

九、燥剂类

燥剂，燥可去湿。

苍术　味苦，性温，无毒。为祛风除湿，升阳，散郁药物。治太阴头痛。

肉豆蔻　味辛，性温，无毒，入脾、胃、大肠三经。为消食止泻药物。

补骨脂　味辛，性温，无毒。为壮火益土药物。阴虚火旺者，不可使用。

胡芦巴　味苦，性温，无毒。壮元阳，除寒湿药物。

附子　味辛、甘，性大热，有大毒。为回阳退阴药物。

川乌　味辛，性热，有毒。为回阳退阴药物。除寒湿，行经络，散风邪，补命门不足，肝风虚。

草乌头　味辛，性热，有毒。为脾经搜风胜湿，祛痰攻毒药物。

白附子　味辛，性温，有毒，入胃经。为祛风，燥湿，豁痰药物。

半夏　味辛，性平，有毒。为除湿化痰，开郁发表药物。

肉桂　味辛、甘，性大热，有小毒，入肝、肾、命门三经。为下行温补药物。

桂枝　味辛、甘，性温，无毒。为上行发表药物。主太阳头痛，表虚自汗。

吴茱萸　味辛，性热，有小毒。为下气开郁药物。入肝、肾、脾、胃四经。除风寒湿。

炉甘石　味甘，性温，无毒。消肿毒，生肌，明目，去翳。治目中

巴蜀名医遗珍系列丛书

一切诸病。

干姜 味辛，性大热，无毒。治寒冷腹痛，中恶，皮肤间结气，逐风湿痹，肠澼下痢。

桂心 味辛、甘，性大热，有小毒。治九种心痛，杀三虫，消瘀血，补五劳七伤。

胡椒 味辛，性大温，无毒。下气温中，祛痰，除脏腑中风冷。

丁香 味辛，性温，无毒。温脾胃，肾气，奔豚气。

十、湿剂类

湿剂，湿可去枯。

禹余粮 味甘，性微温，无毒，入脾、肺二经。为滋润药物。主补虚乏，益气力，润五脏，消痰止嗽。

白石英 味甘，性微温，无毒，入肺、大肠二经。为润燥药物。

紫石英 味甘、辛，性温，无毒，入心、肝、包络三经。为镇怯润枯药物。凡阴虚火旺者，忌用。

朴硝 味咸、辛、苦，性寒，无毒。入胃、大肠、三焦三经。为下泄除热，润燥软坚药物。

玄明粉 味辛、甘，性寒，无毒。明目，退膈上虚热，消肿毒。虚证者，不可使用。

硇砂 味咸、苦、辛，性温，有毒。点眼去目翳胬肉。

饴糖 味甘，微温，无毒。主补虚乏，益气力，润五脏，消痰止嗽。